感じてわかる！セラピストのための解剖生理

カラダの見かた読みかた触りかた

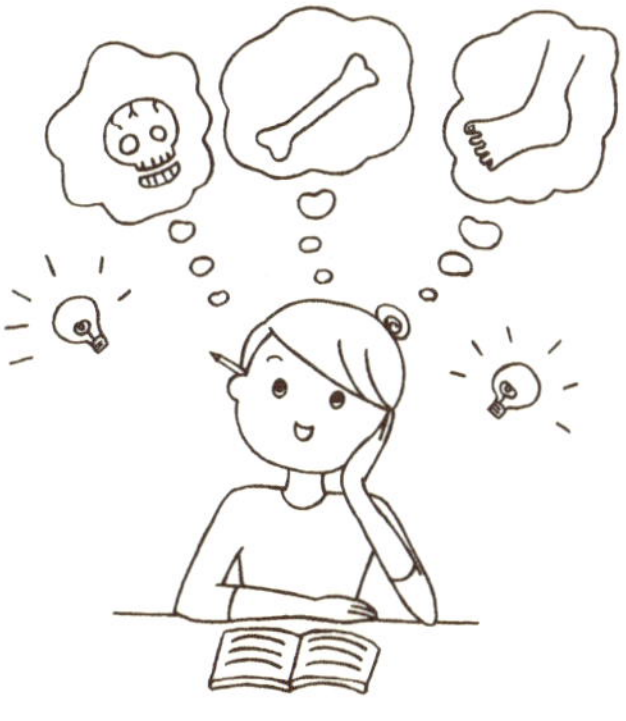

著●野見山 文宏
イラスト●野見山 雅江

BAB JAPAN

はじめに

たくさんの中から、この本を手にとって下さって、ありがとうございます！

この本は、「カラダのことを楽しく学びたい」、「もっと自信を持ってカラダと向き合いたい」という、セラピストやボディワーカー、その卵のみなさんに向けて書かれた本です。

少しこの本を書こうと思った、きっかけを書いてみますね。


私は、鍼灸マッサージ師としての個人セッションの傍ら、解剖生理をわかりやすく伝えるセミナーを行っています。

そして、そこに参加される多くの方が、こんな悩みを抱えていることを感じていました。


「解剖生理の本を読んだけど、専門用語がややこしくて。もうちんぷんかんぷんです……」

「ここで触れるコリコリしたのは一体何？　骨？

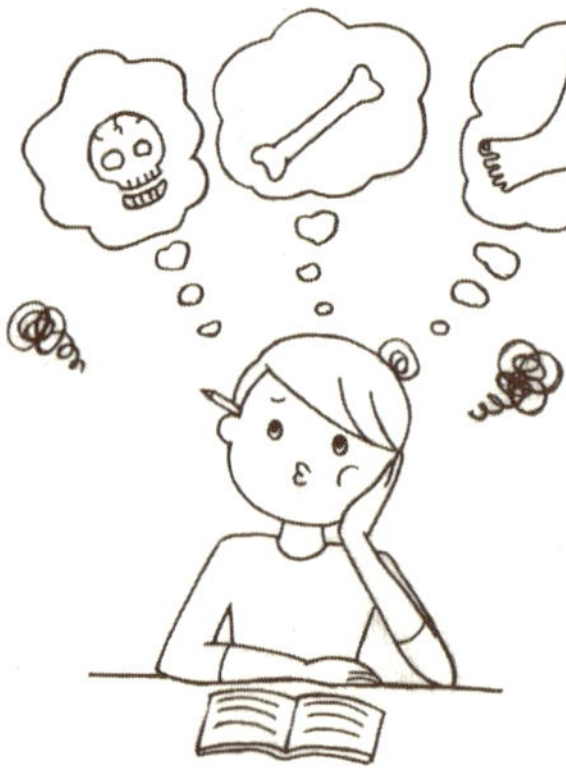

※　この本では　肉体としての「身体」と　心や魂をも含めた包括的な存在としての「カラダ」を表記の違いで区別して表現しています。

筋肉？　誰か教えて～」
うむ……、その気持ちよくわかります。
一般的な解剖生理の本や、学校の授業は
どうしても筋肉や骨の暗記に多くの時間が割かれがちです。
もちろん、それも大切なことですが、いざ実際のカラダと向き合った時、
私たちは、どうにもその勉強だけでは足りないことに気づかされるのです。

例えるなら、それは「いくら地図上で地名を暗記しても、実際の旅が出来ない」
のとよく似ています。
地図を片手に自らの足で旅してみることでしか、旅の良さはわからないように、
カラダの世界も、自らの体験を持って学んでこそ、その楽しさや素晴らしさを
味わえるのでしょう。
私はそんな本を書きたいと思いました。

「自らの体験を持って学ぶ」

その意味で、この本は一般的な解剖生理の本とは少し趣向が違い、出来るだけ実際のWS《ワークショップ》の内容に近づけるよう、自らのカラダを動かしたり、触ったりすることで、よりリアルなカラダの学びになるように作られています。

また、カラダの全体感やつながりを知る「ズームアウト編」と、自らのカラダを自らのものとして体感する「ズームイン編」という、2つのパートから構成することで、より立体的にカラダの理解を深めれるよう工夫してみました。

さぁ、旅をするのはあなた自身、そしてこの本はそのサポート役であり、方位磁石です。
そんな旅の最後に行き着く先には、いったい何が待っているのでしょう？

みなさんと共に、目をキラキラさせながら、未知なるカラダワンダーランドを探求していきましょう。　Go for it！

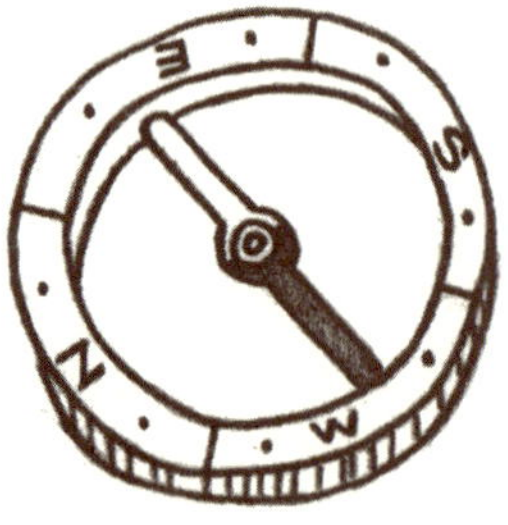

「感じてわかる！ セラピストのための解剖生理」目次

ズームイン編

ズームアウト編
ZOOM OUT

カラダをズームアウトすると
つながりが見えてくる！

突然ですが、みなさんは、ナスカの地上絵を、地上でみたことありますか？
「えっ、そんなの見たことありませんが……」
そうでしょう、僕もないです（笑）

ナスカの地上絵を地上で眺めた時、そこに見えてくるのは
「ただの赤茶けた石ころ」だけです。
それはバラバラで何のつながりも感じられません。

では、その絵を上空から眺めた時、何が見えてくるのか？
そうです、みなさんご存知のサルやハチドリの絵が大地に浮かび上がってくることでしょう。

一見バラバラで無価値に見えた石ころ……でもその存在には意味があり、
つながりあっているんだ！

そんな「一歩引いてみることで、全体のつながりを見いだす作業」
僕はそれをズームアウトと呼びました。

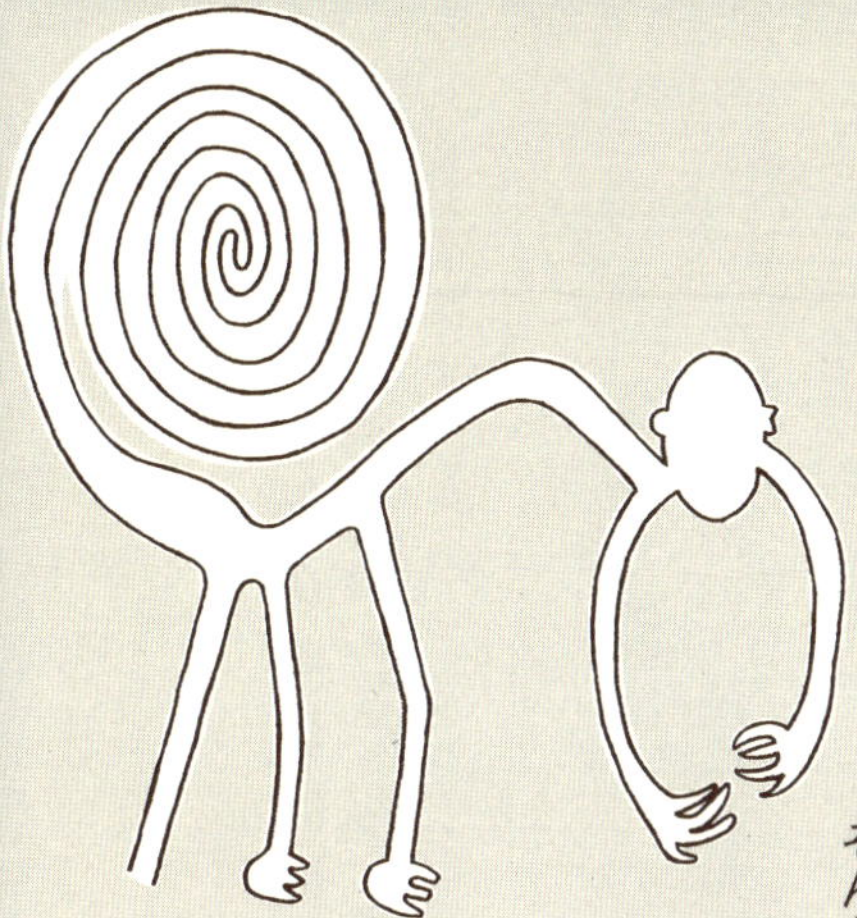

カラダの学びもこれと同じです。
解剖学は、カラダを細かく分けて分析する学問です。
○○筋は、ここから始まって、こう動いて……。

もちろん、そんな知識も大切だけど、
細かな部分にズームインすればするほど全体の繋がりが見失ってしまう。
だからこそ、時にズームアウトし、全体感を捉え直す視点が必要なのです。

ズームアウトすることで、今まで別々だと思っていた症状がつながっていることに気付く。
遠く離れた原因が、おもわぬ症状を引き起こしていくことに気付く。
そんな大きなつながりを見出すのが、この章の最大の醍醐味です。

その意味で、筋肉や骨の名前を覚えるような
一般的な解剖学の学びとは少し雰囲気が違うかも知れません。
一見、遠回りに思えるかもしれません。

でも、この大きな視野を持ちながら、しっかりと地に足をつけ
カラダと関わることこそ、
セラピストのみなさんに一番必要なことだと僕は思っています。

さぁ、準備はいいですか、それでは行きましょう。ズ～ムアウト！

ZOOM OUT 1

骨盤の中には何がある？ 冷えやむくみにはこんなつながりが⁉

渋滞の原因は遠く離れた所にある！

まずはこんな場面を想像してみる所からスタートです。

みなさんは気持ちよくドライブしています。ご機嫌で車を走らせていると、どこか前方で工事をしているらしく、渋滞につかまってしまいました。

さて、この渋滞から抜け出すには、どうすればいいのでしょう？

えっ、そんなの簡単ですよね。

原因は、道路工事ですから、渋滞の最後尾でじたばたしても問題は解決しません。

工事を速やかに終わらせて、そこの詰まりを取り除くことが唯一の解決策です。
これはとても当たり前のことなのですが、
それがカラダのことになると中々見えなくなるものです。

「脚が冷える・むくむ人のほんとうの原因は
脚ではないかも知れないなぁ……」
みなさんがそう気づいたなら、
さっそくカラダ全体を
少しズームアウトしてみましょう。

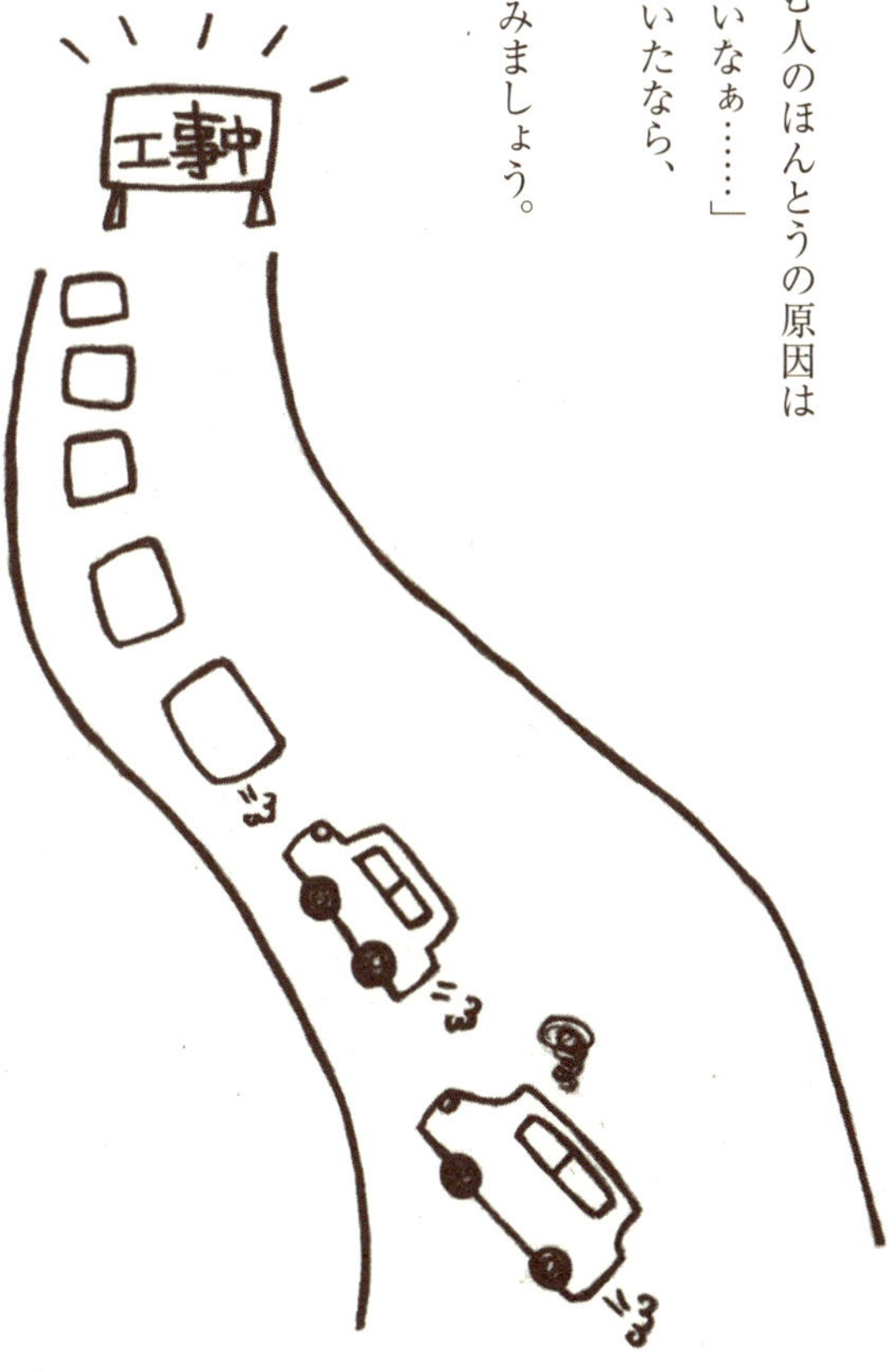

カラダ全体をズームアウトしてみる

脚のむくみとは一見関係のなさそうな、骨盤の中のことを少しお話しします。

これは骨盤を左横から見た図です。左側が恥骨、右側が仙骨です。

骨盤の中には、前から膀胱・(子宮)・直腸と臓器が入っています。

特に女性は、男性より子宮が余分に入っているため、骨盤の中が混雑しやすくなっています。

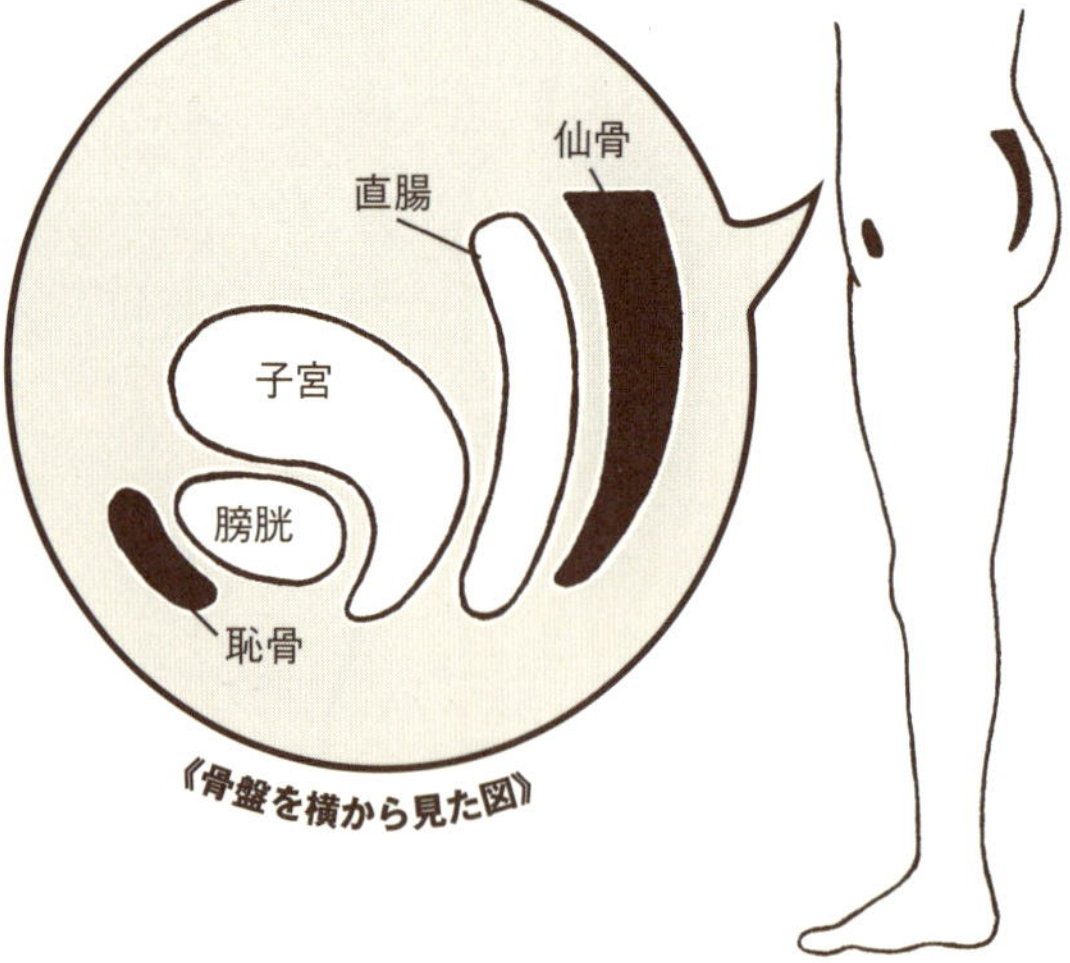

《骨盤を横から見た図》

骨盤が混雑すると何かおこるの？

たとえば、妊娠した時を考えるとわかりやすいのですが、妊娠すると子宮の中に胎児が宿るため、ただでさえ狭い骨盤の中は、大変混雑します。

すると、尿を貯める膀胱が圧迫され、おしっこが近くなったり（頻尿）、便の出口である直腸が圧迫され、便秘になったりします。

さらに骨盤内の混雑は、骨盤内を通っている流れにも影響を及ぼします。

骨盤の中には、下半身に血液を届けるための動脈、下半身から血液を戻すための静脈とリンパが通っていますが、リンパや静脈は圧迫による抵抗を受けやすいため、

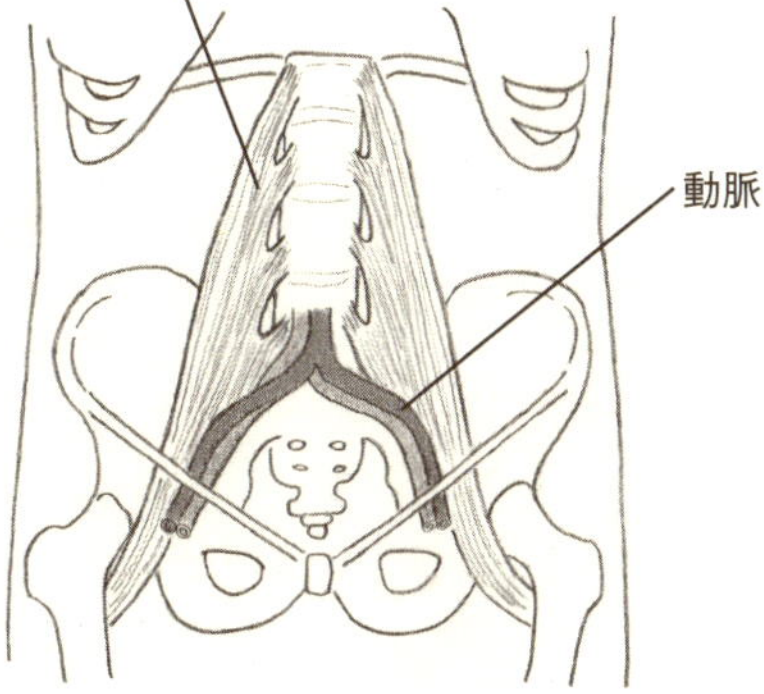

《骨盤内の図》

骨盤内が混雑すると

⬇

脚から戻ってくる静脈やリンパの流れが滞り

⬇

下半身が冷える・むくむ

ということがおこるのです。

胃下垂と骨盤の混雑

そして、このような症状は　妊娠だけでなく、胃腸の下垂などによっても引き起こされることがあります。

下の図を見て下さい。
左側が正常な胃と骨盤の図で、
右側は胃下垂により骨盤の中に胃が入り込んでいる図です。
胃下垂では、胃腸が骨盤内を圧迫するため、
妊娠時と同じように骨盤内が混雑し、頻尿・便秘・
下半身の冷え・むくみなどを引き起こします。

このように、一見バラバラで関係のなさそうな
症状（便秘・むくみ・冷えなど……）も、
ズームアウトすることで、繋がっていることに気付きます。
すると、
「便秘だから下剤を飲んで、
むくむから脚をトリートメントして、
冷えるから温めて……」
という対応ではなく、
もっと根本的な原因に働きかける方法が見えてくるのでしょう。

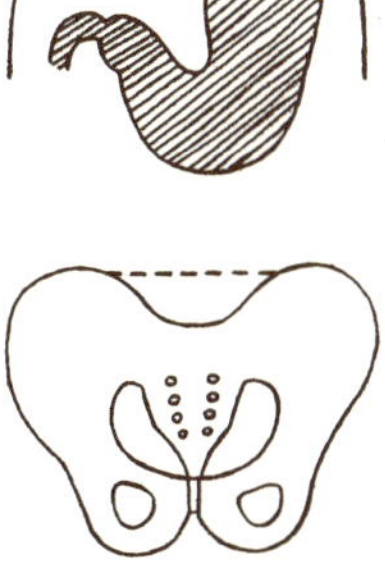

《正常な胃》

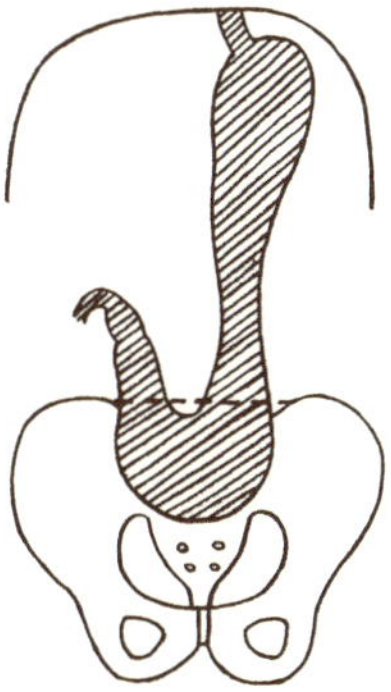

《胃下垂》

※　胃下垂の原因はたくさんあるのですが、体質以外にも
猫背やストレス、無理な食生活によっても起こります

対応とセルフケアのアドバイス

前述のようなクライアントには、脚への施術ももちろん大切なことですが、その前に、渋滞の原因を緩和すること＝お腹～鼠径部をほぐすようなソフトな施術（腹部へのマッサージなど）を心がけてみてもいいかもしれません。

また、クライアントへのアドバイスとしては、お腹を大きく動かす腹式呼吸や、ピラティス、ヨガ、太極拳など、インナーマッスルである大腰筋を活性化するような運動を、おすすめしてもいいでしょう。

これはリンパや静脈と、大腰筋の通り道がほぼ同じであることから、大腰筋の活性により、リンパや静脈の流れも活性化されるからです。

さらにもうひとつ、自宅やサロンでできるスクワットも、簡単で効果のあるセルフケアの方法なので試してみてください。

①足は肩幅の倍くらいの広さに立ち
つま先を外に45度くらいの
角度に向けます。
②手は腰に当てて、膝がつま先より
前にでないようお尻を突き出しながら
③呼吸を止めず、できるだけ
ゆっくりと腰を落としていきます
（5秒くらいかけて）。
④戻す時も同様にゆっくりと。
⑤膝や腰に痛みを感じた場合は
無理をしないように、
1日10セットくらいが目安です。

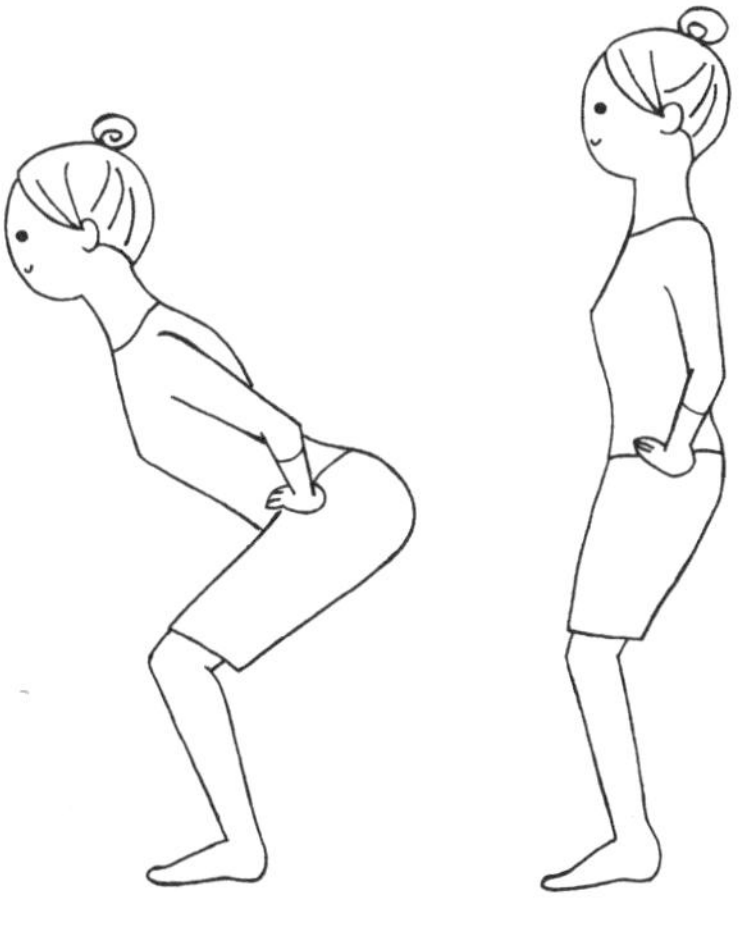

《効果的なスクワット》

※ むくみや冷えには　他にもさまざまな原因があります。
あくまでも今回紹介したのはその一例であり、
医療的診断や医療行為を行うためのものではありません。

【まとめ】

◇表面化しているお客さまの状態にとらわれて、部分にズームインするあまり、全体のつながりを見落としがちなことがある。

◇時には一歩引いてズームアウトすることで、見落としていた根本的な原因が見えてくる！

◇骨盤内の混雑により脚のむくみや冷えなどが起こることもある。

ZOOM OUT 2

肩こりをズームアウトしてみよう！

今回は、サロンを訪れるお客さまに多い「肩こり」をテーマに、肩甲骨についての理解をじっくりと深めたいと思います。

キャベツをぶら下げていれば肩も凝るよねぇ～　肩甲挙筋・菱形筋

まずは、肩甲骨まわりのざっくりとした理解からスタートです！

肩甲骨……改めて説明するまでもないでしょうが、背中の左右にある骨のことです。

そして、下図の肩甲挙筋《ケンコウキョキン》と菱形筋《リョウケイキン》は、

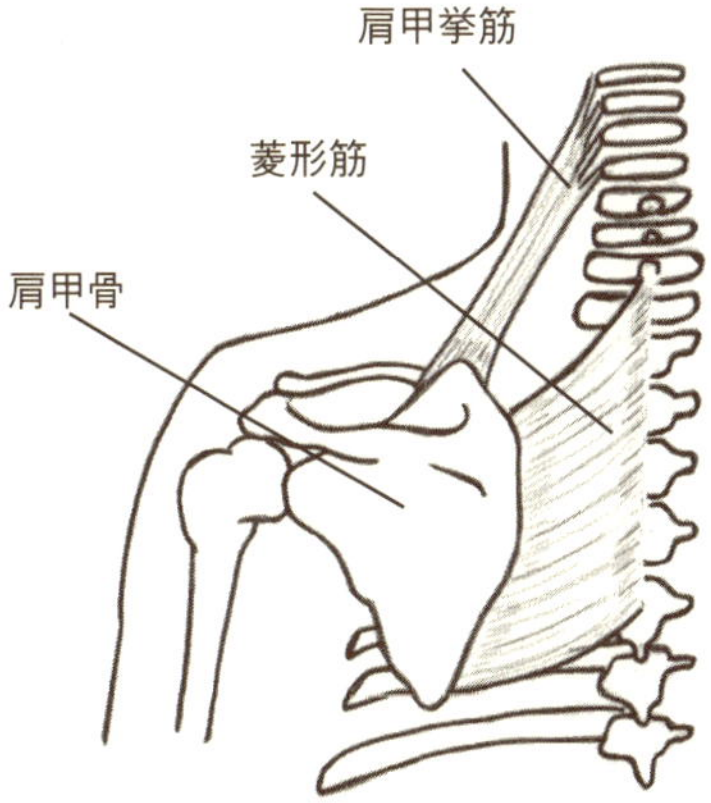

《肩まわりを後から見た図》

肩こりの原因として紹介されることの多い筋肉です。

この2つの筋肉は、最も表面にある僧帽筋の下に隠れているので、なかなか意識し難い筋肉ですが、肩甲骨を上に持ち上げる働きをしています。


肩甲骨を上に持ち上げる……具体的には、肘を浮かせてキーボードを打ったり、首をすくめるような動作のことです（たとえば外国人が「Why?」ってやるときの仕草……わかりますか？）。

想像してみてください……。じつは腕の重さって、片方だけでキャベツ1個分くらいあるんです。

ということは、肘を浮かせてキーボードを打つ時、肩甲挙筋と菱形筋は、そのキャベツを支え続けているんですよ！　そりゃ疲れて当然ですよね。

だからオフィスワークで肩が凝ってしまう方のほとんどは、このあたりが緊張していることが多いです。

逆にいうと、パソコン作業の時に、

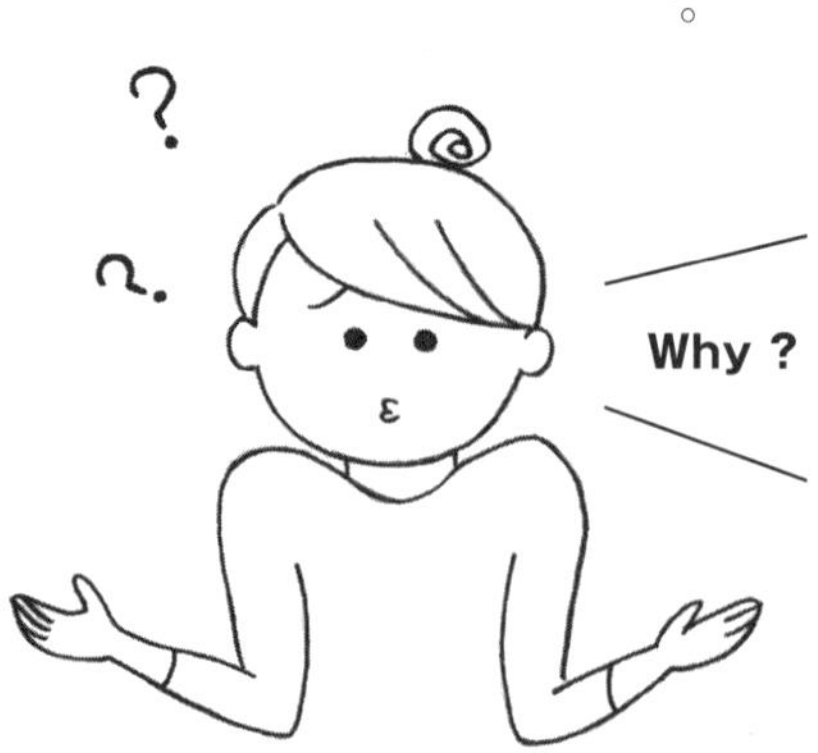

肘をしっかり机に安定させてあげると、ずいぶんと肩まわりの凝りも楽になるでしょう。

こんな所にも肩甲骨があった！

続いては、肩甲骨についてもう少し探求を進めていきましょう。

肩甲骨は「背中側」にあるというのが、僕たちの一般的なイメージですね。

しかし実は肩甲骨は「胸側」にもあるのです。想像できますか？　それでは早速、自分のカラダで確かめてみましょう！


まず鎖骨の下に指を置いて、腕側に辿ってみてください。

するとそれ以上進めなくなり、その下指1～2本分くらい下にかけて、人差し指を横に曲げたような、小さな骨の突起にぶつかります（痛いのでソフトに触りましょう！）。

そこが肩甲骨の一部である烏口突起《ウコウトッキ》といいます。

これで肩甲骨がカラダの前面にもあることが確認できましたか?

さて、大切なのはここからなんです。

解剖学って、ともすれば、名前や場所の暗記だけで終わってしまうのですが、それではただの「筋肉フェチ」です。

ここで大切なことは、

「だから何なの? 生活の中でどのようにその知識が活かされるの?」

という部分の理解ですよね。

ではさっそく、肩甲骨がカラダの前面にあることは、いったいどういう意味があるかということを、探っていきましょう!

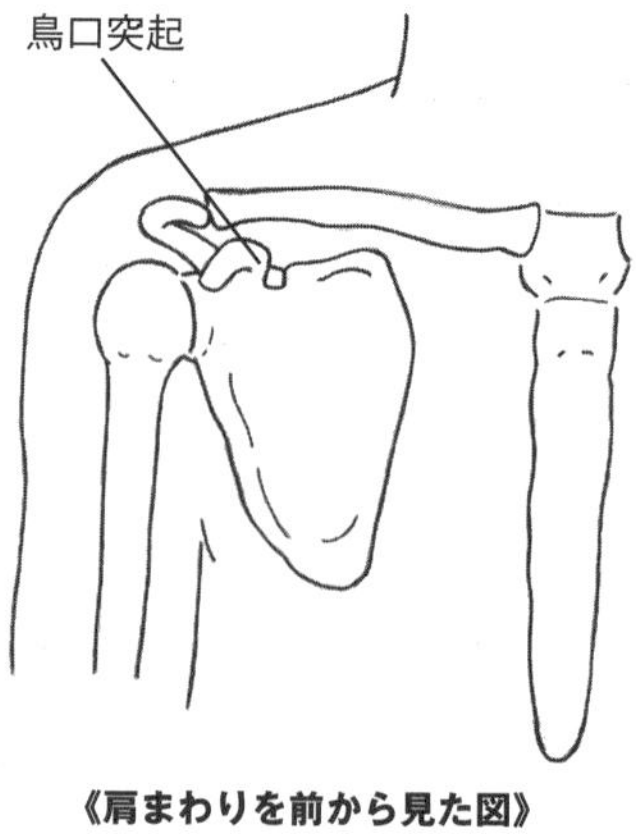

《肩まわりを前から見た図》

心のこわばりと肩の状態の関係

烏口突起には、小胸筋と上腕二頭筋（力こぶを作る筋肉です）がついていて（※）、これらの筋肉が緊張すると、肩甲骨が前傾します。
それがいわゆる「肩が前に入っている」という状態です。

僕達は、緊張したり、おびえたりすると本能的に弱い内臓を守ろうとする体勢をとるのですが、そのときに働くのが、上腕二頭筋などの上肢の屈筋群です。

つまり、肩が前に入る一つの原因は、

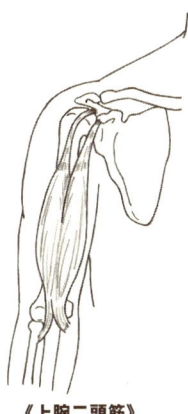

《上腕二頭筋》

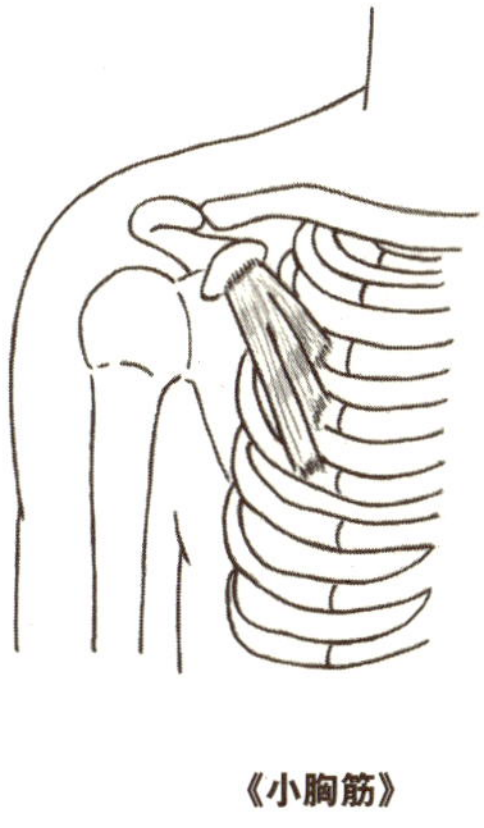

《小胸筋》

※正確には、小胸筋、上腕二頭筋短頭、烏口腕筋がついています

ストレス

⬇

屈筋群が緊張し、

ボクシングのガードのように身をかがめる

⬇

烏口突起が前に引っ張られる

⬇

肩甲骨前傾　肩が前に入る

という具合に、心のこわばりもまた、大きく影響しているのですね。

日常生活の中でも、緊張した時は、上肢の屈筋群全体（上腕二頭筋～指の屈筋群）がこわばっていることが多いです。

みなさんも経験ありませんか……。

ペンを握る手に無意識に力が入っていたり、

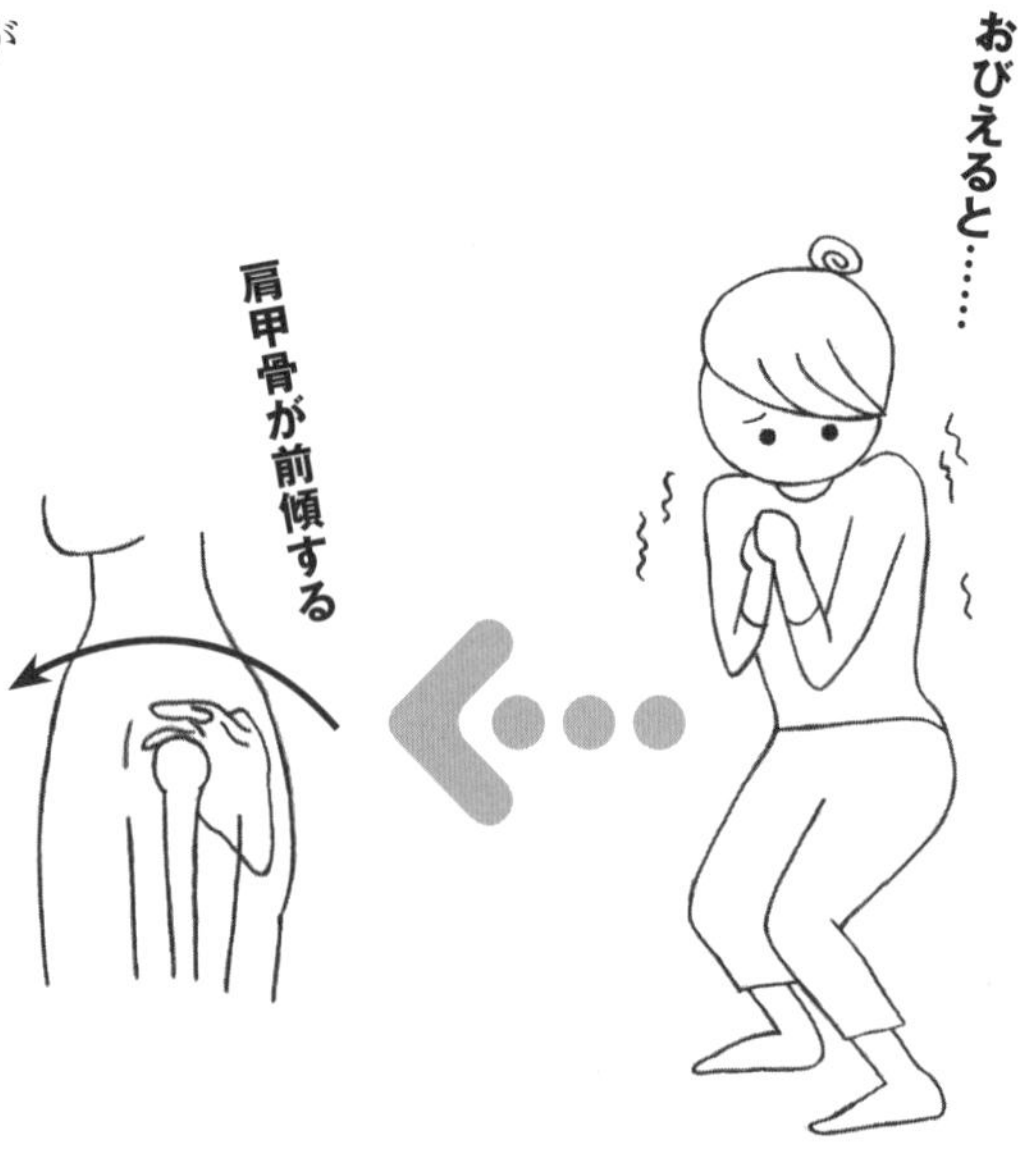

車のハンドルを必要以上に
ギュッと握っていたり、
ジェットコースターに乗った時も
そうでしょ？
　逆にいうと、
そのこわばりをほぐしてあげると、
肩の動きも楽になり、心もほぐれてきます。
それでは実験してみましょう！

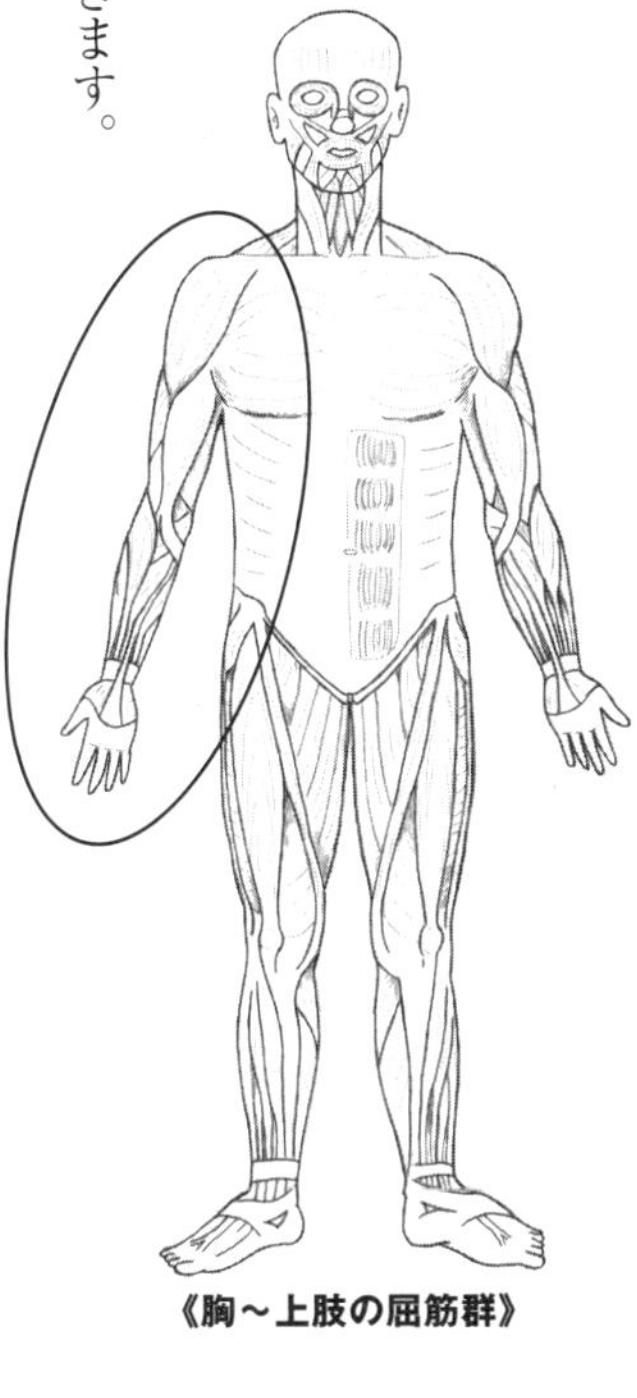

《胸～上肢の屈筋群》

手がゆるむと肩もゆるむ

まず四つん這いになって、
手のひらを中心に肩を大きく動かし、
今の肩甲骨の動きを確認してみましょう。

次に胸〜上肢の屈筋群を
ストレッチしていきます。
立ったまま腕を伸ばし、
手のひらを壁につけて固定し、
そのままカラダを捻ってみましょう。
痛いところまではやらないで、
気持ちのいいところで
しばらくホールドして、
伸びたなぁと思ったらＯＫ。

肩甲骨エクササイズをやってみよう！

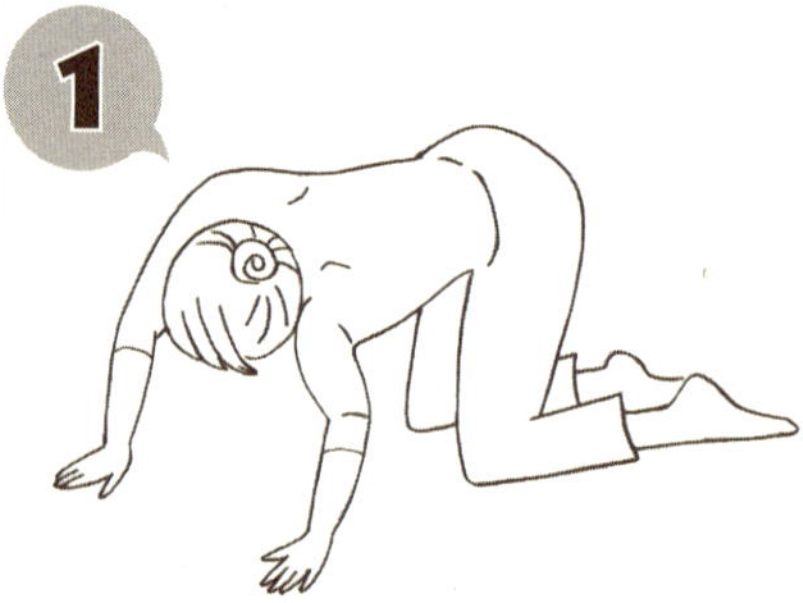

手のひらを中心に肩を大きく動かす。

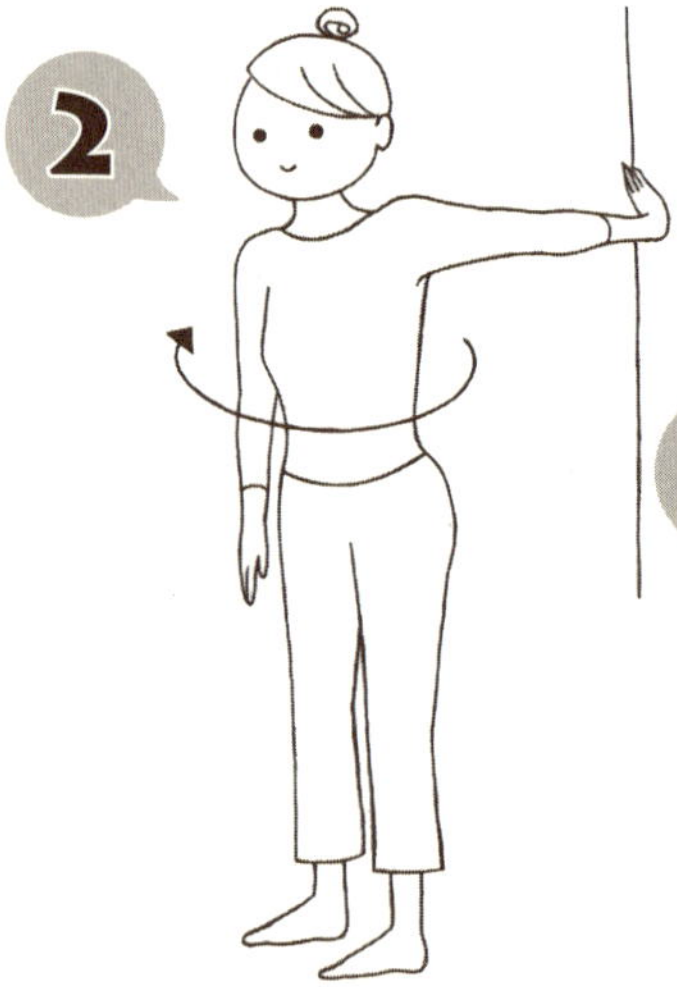

胸〜上肢の屈筋群のストレッチ

最後に屈筋群の終点である、
手の指を反らしてみましょう。
これも無理すると痛めやすいので、
気持ちのいいところでホールドしてください。
では、最初と同じように、
四つん這いになって、肩甲骨を動かしてみて、
その違いを確認してみましょう！

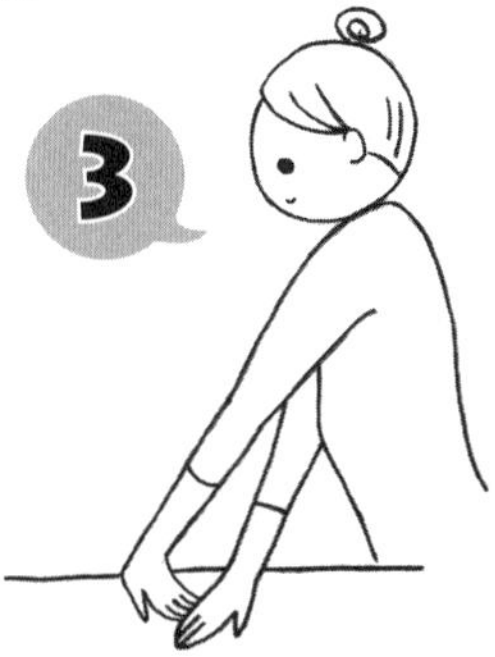

手の指を反らす。

いかがですか？　最初から比べると随分動きが
良くなったのが実感できると思います。
これはセラピーの現場においては、
緊張しやすいクライアントへの施術に活かすことができます。
たとえば、初めてのクライアントで、あきらかに緊張している時など、
いきなりベッドにうつ伏せになってもらうのではなく、仰向けになってもらい、
軽いお話をしつつ、ハンドトリートメントから入る。
すると、一気に緊張も解けラポールを築くことができます。どうぞ試してみてくださいね。

今回の大切なポイントは、
「肩が凝る・肩が前に入る➡だから肩を施術する」ではなく、少しズームアウトして、
腕や手の緊張をほぐすことも大切なんだね、という理解です。
カラダは部分でできているけど、でもそれらは全てつながりあっている！

【まとめ】

◇肩こりの原因にもいろいろあるが、肩甲挙筋や菱形筋が緊張していたり、ストレスから肩甲骨が前傾し、肩が前に入っていることも多い。

◇肩をゆるめるためには、腕や手をゆるめて緊張をほぐしてあげよう！

column 1

手をほぐすと心がほぐれる

この節の説明のように、
「心の緊張が手にあらわれたり、手をほぐすと心がほぐれる」
という理由は、東洋医学の経絡の説明を考えると、
よりわかりやすくなります。

東洋医学でいう「心（ハート）のエナジーは、
腕の屈筋群側を指先まで流れている」といわれています。

そして、その流れが滞ってしまった時に心（ハート）も閉ざされ、
逆に手のこわばりをほぐし、流れを良くすると、心が開いてくるのだと。

ほぐす方法は先ほどご紹介したような、セルフで行うストレッチでも
いいけど、やっぱり温かな手によって、ハンドトリートメントをして
あげたほうが、よりハートが開きそうですよね！

ZOOM OUT 3

坐骨神経痛とエリマキトカゲ？

梨状筋の緊張による症状を知る

「ふくらはぎが痛いんです」「膝の裏がしびれるんです」「お尻の横に違和感があります」

一見バラバラに見える、こんなクライアントのお話。

それらをズームアウトしていくと、意外な所に原因を見出すことがあります……。

それが梨状筋の緊張です（※）。

梨状筋のありかを実感してみよう

※　これらの症状は　動脈硬化や腰椎椎間板の異常・脊柱管内部の問題・糖尿病・脳の問題など様々な要因から起ることがあります。ここでは、よくあるケースのひとつとして梨状筋の緊張を取り上げています。

梨状筋というのは、お尻の分厚い筋肉の下に隠されている筋肉です。
普段は意識しにくいのですが、まずは自分で触って確かめることで、存在を実感してみましょう。

最初に、お尻の後ろの三角の骨、仙骨を見つけます。ちょうど掌におさまるくらいの骨です。

次に、お尻を左右に振って、一番出っ張る所を見つけます。それが大腿骨大転子《ダイテンシ》です。

左手で仙骨を触り、右手で右の大転子を触り、その間を走る筋肉をイメージしましょう。

そして、右手の親指で大転子から指3本分くらいの部分をギュッと押しながら、右足の踵を床につけたまま、股関節を外旋してみます（ツイストのような動き）。

すると、分厚いお尻の筋肉（大殿筋）の下で、左右に走る筋肉の緊張を感じられるでしょうか？　それが梨状筋です。

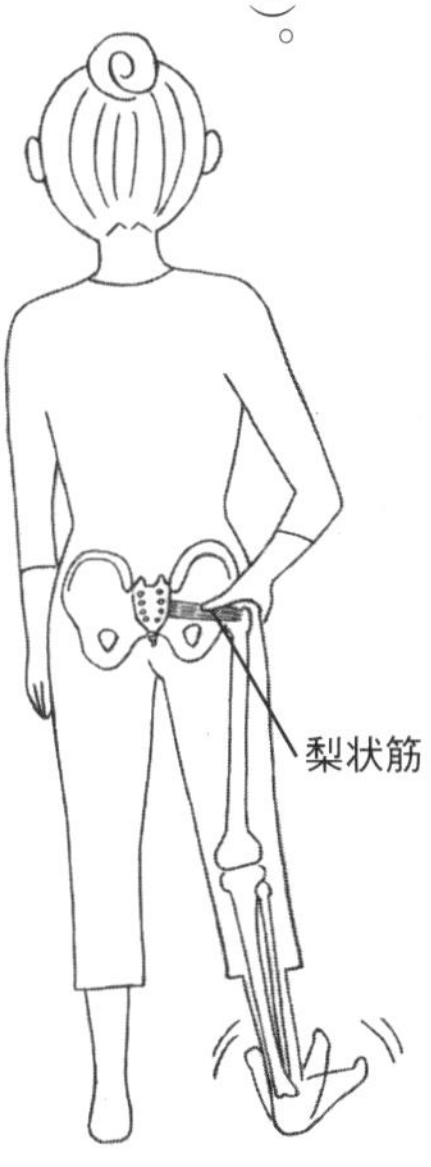

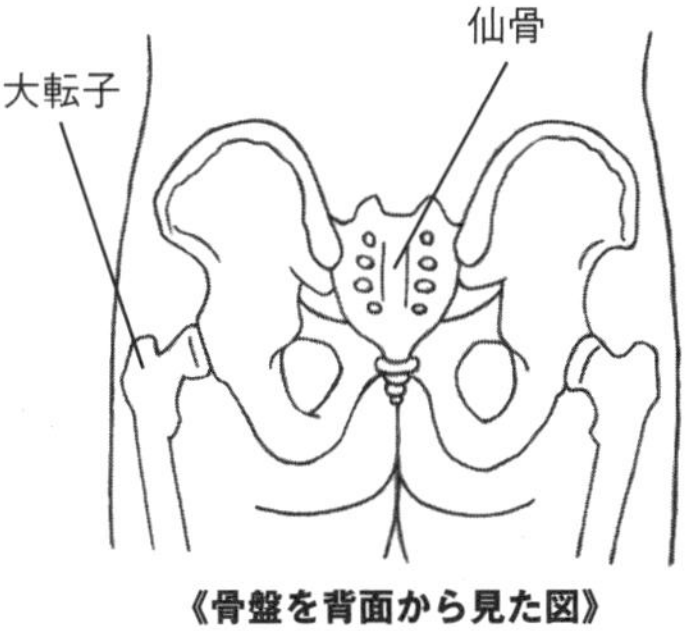

《骨盤を背面から見た図》

坐骨神経と梨状筋の関係

梨状筋のありかが実感できたら、次はそのあたりをゆっくり強く押してみて下さい。お尻や脚に響くような、鈍い痛みを感じるところがありませんか?

それが坐骨神経です。

坐骨神経は、お尻や太腿外後部・下腿を支配する長い神経です。

この坐骨神経が何らかの刺激をうけることで、神経全体がピリピリ興奮することを「坐骨神経痛」といいますが、

神経の支配範囲が広い分、お尻・太腿・ふくらはぎ・脛・指など、様々な部分での

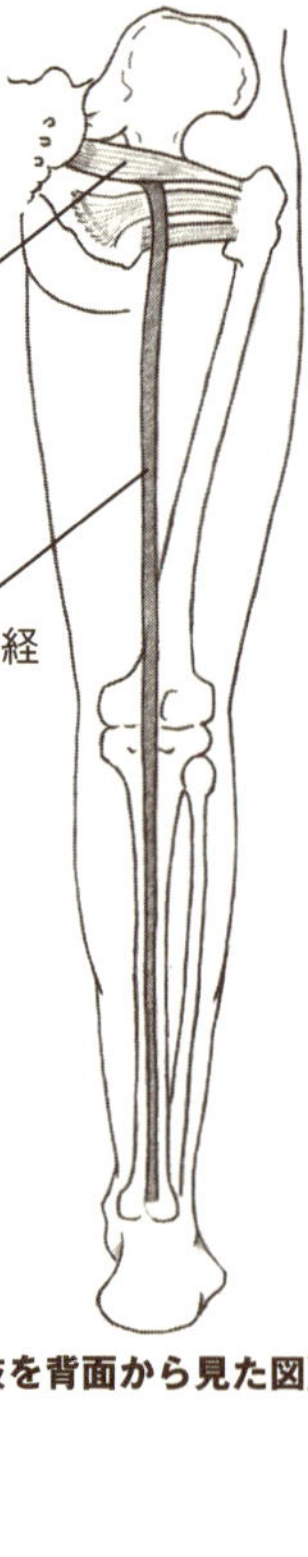

《骨盤～下肢を背面から見た図》

痛みやシビレという症状があらわれます。

では坐骨神経を刺激する原因はなにか？
これには腰椎椎間板ヘルニアなど、いろいろあるのですが、
今回説明する、梨状筋の緊張によるものが、臨床でとても多く見られます。
図を見ていただくと、坐骨神経がお尻の部分で梨状筋をくぐるようにして、
出発しているのがわかるでしょうか？

この部分が緊張することで
⬅
坐骨神経を圧迫し
⬅
ふくらはぎなどのシビレ・痛みが起る原因となります。

心の方向性とカラダの方向性

さて、以上のところまでは、いろんな本を読めば書いてあることなのですが、「では、なぜ梨状筋が緊張するの？」という疑問には、ほとんど誰も触れていません。

でも、私はそこが一番大切なことだと思うので、ここからは、少し解剖生理の視点を離れて、〝カラダの方向性〟と〝心の関係〟について説明していきたいと思います。

少しこんな実験をしてみましょう。

いろんな関節を伸展・外転・外旋してみましょう。その時どんな気持ちになるでしょう？　何を感じるでしょう？

逆に、いろんな関節を屈曲・内転・内旋した時、どんな気持ちになるでしょう？　何を感じるでしょう？

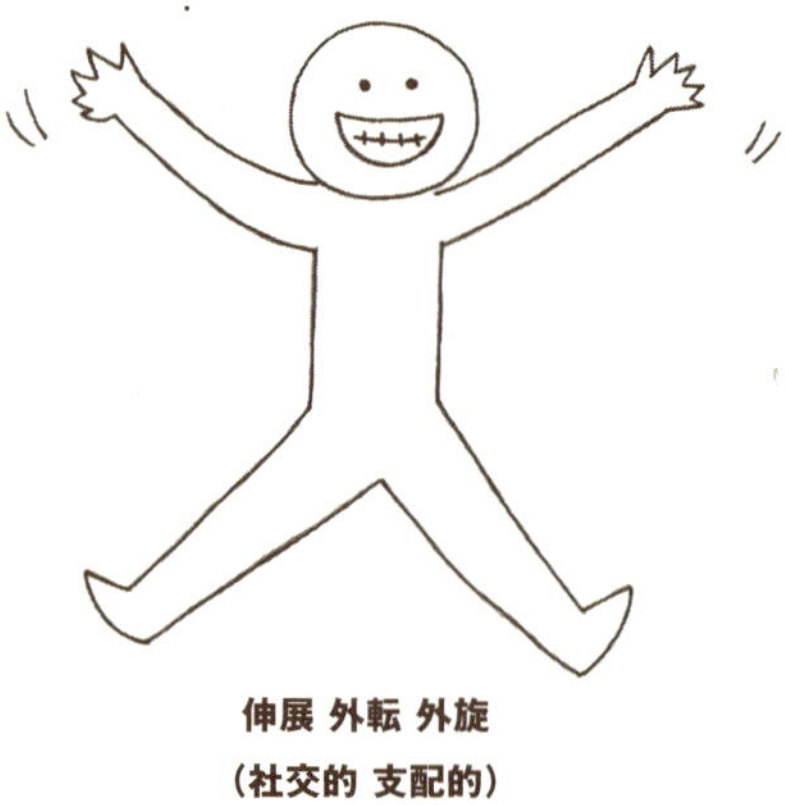

伸展 外転 外旋

（社交的 支配的）

まず、開いていく姿勢の時、
伸び伸びと開放的な気持ちと共に、頑張って無理し過ぎている、
と感じる人もいるかも知れません。
また、その姿勢を第三者が見たら、
社交的・支配的に見えるかも知れません。

逆に、閉じていく姿勢の時、
閉塞的で窮屈な感じと共に、安心で静けさを感じるかも知れません。
第三者からは、内向的・従属的に見えるかも知れません。

ここで確かめたいことは、
「カラダの方向性と、心の方向性は一致し、カラダを伸展・外転・外旋する筋肉は、
感情をも外に向ける」という仮説です。

つまり、股関節を外旋させる梨状筋は、
気持ちが外に向き、他者を支配しようと頑張っている時に働くのだと、私は思っています。

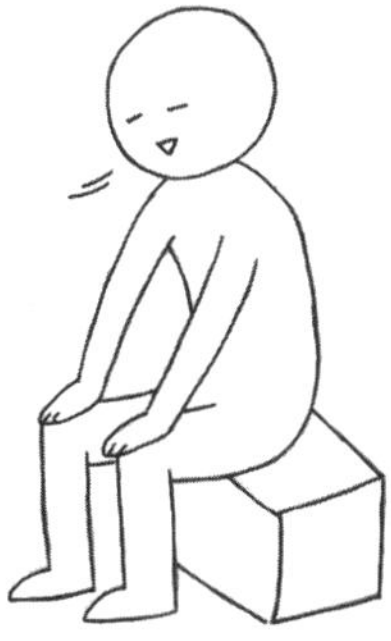

屈曲 内転 内旋
（内向的 従属的）

そもそも、進化の過程で、
梨状筋が発達してきたのは、
爬虫類の時代、そう恐竜がノシノシと
全盛期を謳歌していた時代のことです。

両生類が行う、
赤ちゃんのハイハイに似た、
這いつくばった動きから、爬虫類は、
梨状筋を発達させたことで、
立ちかけの赤ちゃんのように、
より速く移動できるようになりました。

昔、流行った「エリマキトカゲ」の
歩き方といえば解るでしょうか？

恐竜の時代……それはちょうど、
縄張りを守るため、意識が
外に向いてきた時代ともいえます。

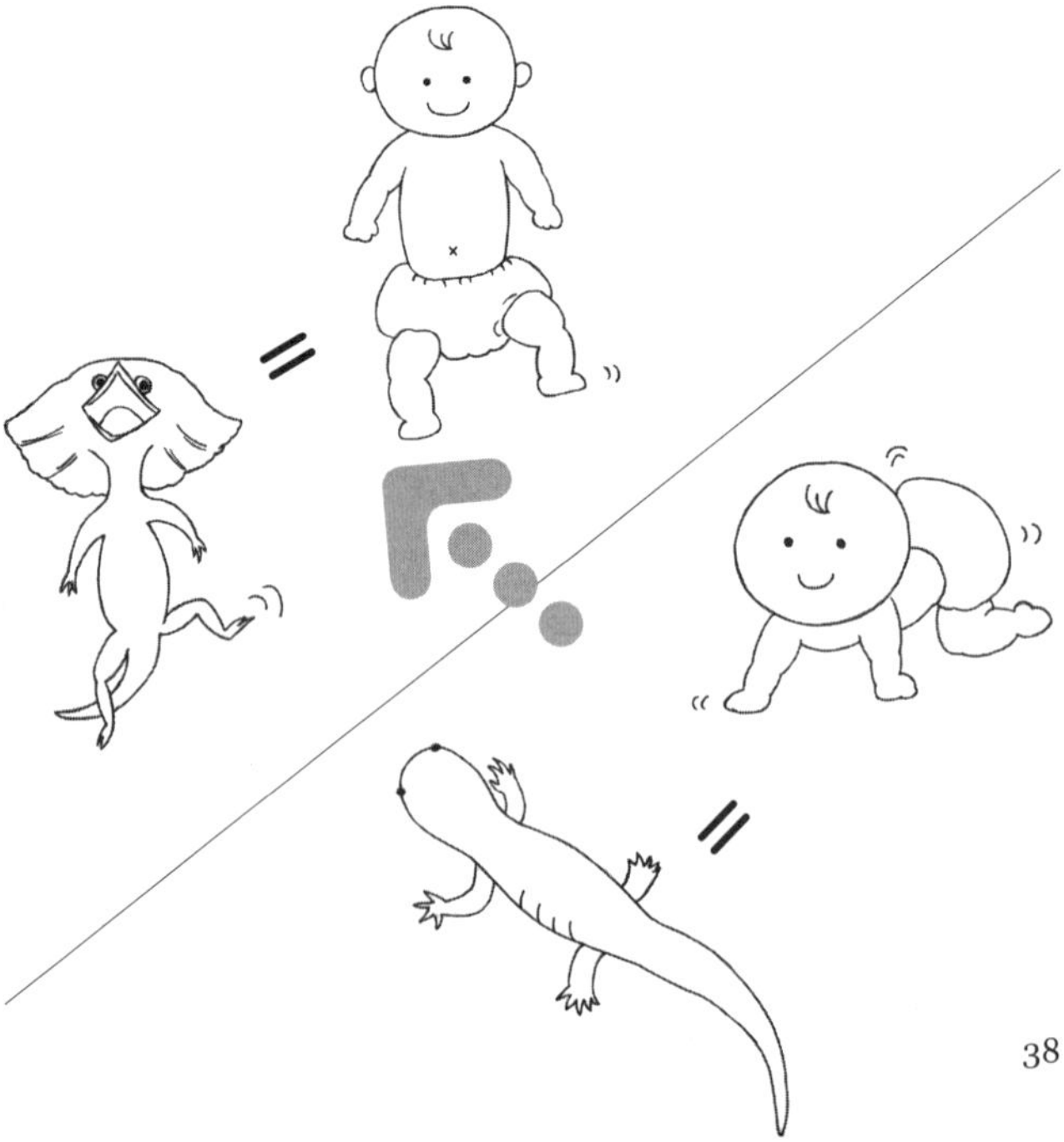

人間でも、脚を外旋させ、がに股で、カッコつけて歩くのは、
支配的な男性特有のスタイルですよね。

意識が外を向く

⬅

脚が外転・外旋

⬅

梨状筋緊張

⬅

坐骨神経痛発症

という流れが理解できたでしょうか？

カラダへのアプローチで心も緩む

そんな場合は、しびれたり痛みを訴える部分だけでなく、しっかりズームアウトして、その原因である梨状筋を、ゆっくりほぐしてあげる施術が有効です。


ここでひとつ、とても大事なことがあります。

それは、「頑張って外旋していることが悪いことであり、それを私が治してあげる」というアプローチでは、カラダは必ず反発するということです。

脚を外旋させ、頑張っていること……きっとそこには訳があるのです。

何か大切なものを、自分が守ってやらなくちゃと、必死になっているのかもしれません。

そんな時に「あなた頑張りすぎです」と指摘されたところで、「余計なお世話だ」と反発するでしょう。

大切なことは、緊張したり緩んだり、頑張ったり、ほっとしたり、外向きになったり、内省的になったり……。それが、波のように変化していくのが、人であり、カラダであり、自然であり、そこに良いも悪いもないのだということ。

そして、そのプロセスにそっと寄り添うことで、カラダが自ずから、本来の状態に戻ろうとする手助けをすること。

それがセラピストの役割なんだと思っています。


具体的な施術はいろいろありますが、僕はうつ伏せの姿勢で、梨状筋だけでなく、骨盤や腰の外側の筋肉を、そっと揺らす手技を行います（後述）。

何より興味深いことは、
梨状筋をはじめとする外側に向かおうとする筋肉を緩めることで、頑張って張り詰めていた心も緩んで、

「なんだかほっとする」というような変化が起ることです。

心とカラダは間違いなく繋がっている……、私はそう確信しています。

筋紡錘へのアプローチによる筋肉の緩め方～　ゆらしの手技

今回は、筋肉が緩むとはどういうことなのか？というお話しと共に、具体的なアプローチの仕方をご紹介します。

筋肉には「自らの緊張を調整するためのセンサー」が仕組まれているのですが、そのセンサーの働きをうまく調整してあげることで、筋肉の緊張を緩めることができます。

今回は、センサーのひとつ「筋紡錘」を使った緩め方を紹介します。

この筋紡錘というセンサーは、筋肉が急に引っ張られた時に、抵抗して筋肉を緊張させるセンサーです。例えるなら「ちょっと来いよ！」と強引に手を引っ張ると、「止めて！」とギュッと身を強張らせるような。

逆に言えば、この繊細な筋紡錘を安心させてあげると筋肉も緩んでくるのです。

その手法の一つが　今回ご紹介する〝1／fゆらぎ〟の手技です。

〝1／fゆらぎ〟とは、簡単に言っちゃうと、規則的でも不規則でもない、自然界のリズムです。波のリズムや風のそよぎ、心地いい電車の揺れや、心音なんかもそうです。そのリズムを感じると、僕達は安心し、心地よく感じるバイブレーション。筋肉を無理やり揉むのでも、ストレッチするのでもなく、このリズムを与えてあげることで、筋紡錘は安心し、筋肉も自然と緩んできます。

具体的には、クライアントにうつ伏せで寝てもらい、セラピストは横から手根部を梨状筋に当て、そのまま掌を密着させたまま、腰が自然にローリングするように揺らして行きます。セラピストが無理やりコントロールしようとするのではなく、充分に力を抜いて自然に揺れるのに寄り添うイメージ。

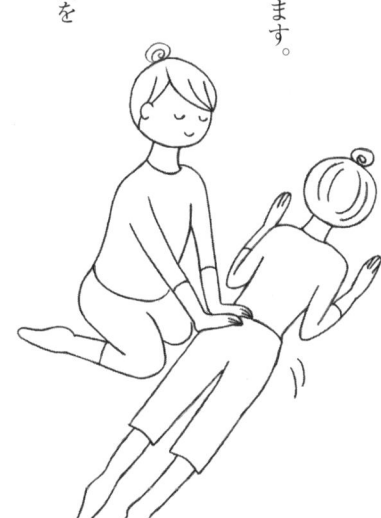

梨状筋だけでなく、腰の外側～骨盤外側～太腿外側までの広い範囲を緩めてあげるとより効果的でしょう。

セラピスト側がリラックスしてこの手技を行っていると、クライアントだけでなく、セラピスト側も、とても気持ちよくなる手技です。どうぞお試し下さい。

【まとめ】

◇ふくらはぎや、膝などの違和感には梨状筋が関係していることがある。

◇緊張している筋肉を緩めるには、無理やりというアプローチではなく、そっと寄り添うこと。

◇張り詰めていた筋肉を緩めることで　心も緩んでくることがわかる。

column 2

カラダという宇宙

よく人体は小宇宙である、と言われます。
けれど、どこがどうなっているから、
そんな風に言えるのでしょう？
それを解き明かすために、
これからみなさんの視点を、広く宇宙にまで、
逆に、細胞レベルのミクロの世界まで、
さらには時空を越えて、生命誕生の時まで、
4次元レベルで縦横無尽に移動してみましょう。
するとこんな世界が見えてくるはずです……。

…………

約38億年前の　原始の地球。
その海の中で、最初の生命が誕生しました。

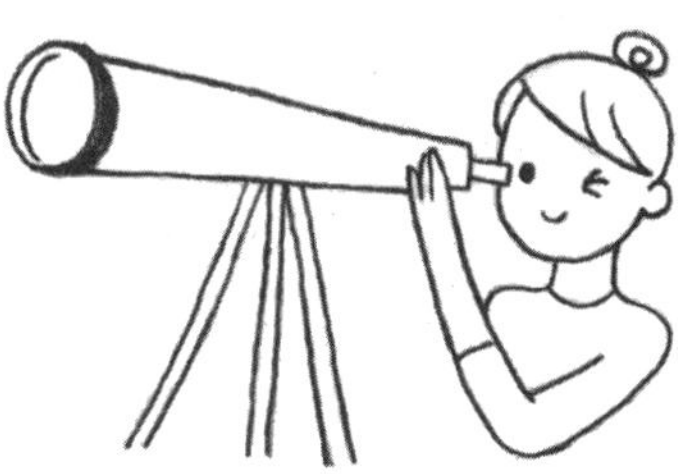

そう、それは私たち共通のご先祖さま、と言える存在です。

この最初の生命は、海の中から養分を吸収し、排泄するという行為を繰り返していました。

そして、それぞれの**役割**と、**寿命**と、**心**を持っていました。

時は流れて、最初の生命は多細胞生物になり、やがてヒトにまで進化していきました。

ちなみに私たちのカラダは、約60兆の細胞から出来ているといわれますが、興味深いことに、私たちの細胞もまた、原始の生命と同じように、原始の海とほぼ同じ組成であると言われる細胞外液から養分を吸収し、不要なものを排泄し、それぞれの**役割**と、**寿命**と、**心**を持っています。

細胞が心を持っているというと、ピンと来ないかもしれませんが、例えば免疫細胞のように、自由に体内を動き回りながら、外敵をパクパク食べたりする活動は、ちょうど原始の生命が餌を探して動き回っていたような活動であり、その意味での自発的な意思＝心を持っているといっても、差し支えないでしょう。

さらには、それぞれの細胞には、それぞれの寿命があり（例えば、骨や血球は約３ヶ月の寿命です）、それぞれの細胞が、それぞれの役割を

もっていることで　全体としてのカラダが成り立っています。

いかがでしょうか？

つまり、ここで伝えたいのは、
「私たちの存在は、60兆の命の集合体なのだ」ということです。

わかりにくい方は「タラコ」をイメージしていただくといいでしょう。
私たちの存在は、タラコの一腹で、その中には粒々
（それぞれ個別の命）が宿っているのだと。

その粒々である命が、生まれたり
死んだりを繰り返しながら、
その役割を果たし、
絶えず変化しながらも、
その動的平衡を保っている存在……、
それがカラダなのだと。

そしてその事実は、また視点を地球というレベルに移したとき、
さらなる気づきを与えてくれます。

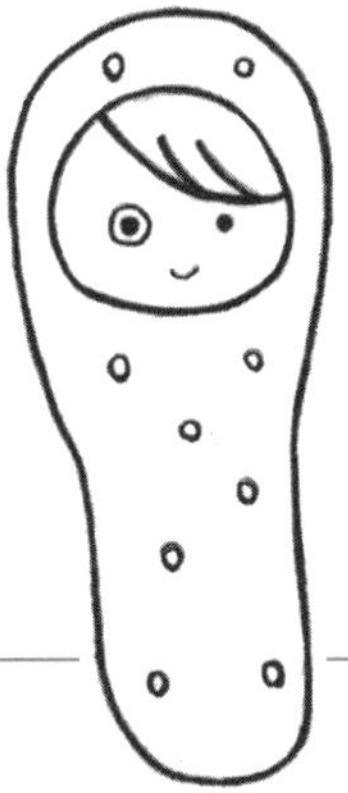

私たちもまた、食べて排泄して、**寿命**があって、**心**があって、**役割**を持って……ということは、

「私たち自身も、地球というタラコの一腹を構成する、粒々なのかもしれないということ。」

さらに、その視点を宇宙レベルに拡げたとき、この地球すらも、宇宙というタラコを構成する、粒々なのかも。

逆に、この私たちカラダや細胞も、何かミクロの存在にとっての宇宙なのかも……と。


それは、何も偶然起こったことではありません。

なぜなら、カラダも地球も同じように自然が創り上げたものだから。

その意味で、私たちのカラダは小宇宙であり、逆に言えば、地球規模で起こっていること、例えば社会や時代の変遷など、カラダを観察することで共通のフラクタルな出来事が見えてくるはずです。

それが、カラダを学ぶ面白さの一つなのです。

ZOOM OUT 4

斜角筋とエラ呼吸

手のしびれや冷えは同じ原因!?

「PCに向かっていると、腕がしびれてきます」

「最近どうも手が重だるいんです、肩も凝るような感じがあって……」

「片方の手だけが冷えるんです」

みなさんは、こんなクライアントのお話を聞いて、どんなセラピーを組み立てますか？

入念なハンドマッサージや、手を温めてあげること……、もちろんそれも大切ですが、それだけでは、根本的に解消しないことが多いものです。

そんな時、症状のある部分から、少しズームアウトしてみると、意外な場所にその原因が見つかることがあります。それが斜角筋《シャカクキン》の緊張です（※）。

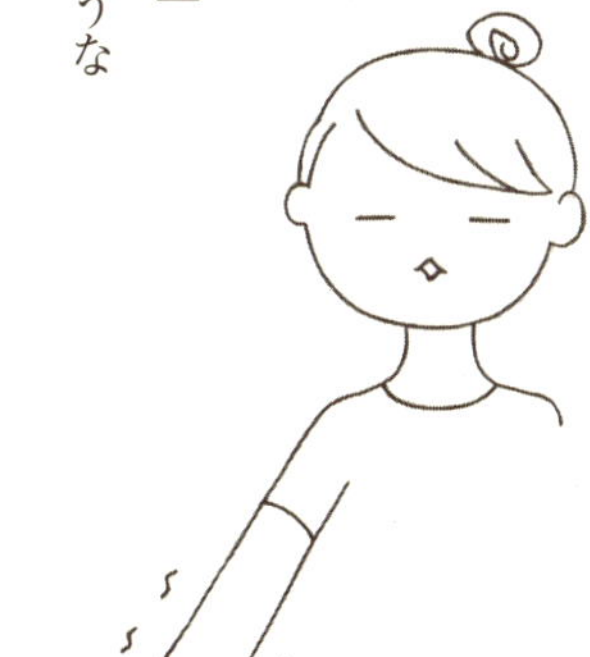

※　これらの症状は、頚椎椎間板ヘルニアなどさまざまな要因から起こることがあります。ここでは、よくあるケースのひとつとして斜角筋の緊張を取り上げています。

まずは斜角筋のありかを実感してみよう

斜角筋……そう言われても、正直あまり馴染みのない名前ですよね。

というのも、斜角筋は頸の付け根にある、目立たない筋肉なので、普段あまり意識することはありません。

でも、さまざまな症状に関係するとても重要な筋肉なので、まずは自分で触ってそのありかを実感してみましょう。

ステップ1　大きな目印……後頸三角を探そう

いきなり斜角筋を探すのは難しいので、まずは、大きな目印になる【鎖骨・僧帽筋・胸鎖乳突筋】に囲まれた三角形を見つけるところからスタートです。

まず、三角形を作るこれらの筋肉を一つずつ確認していきましょう。

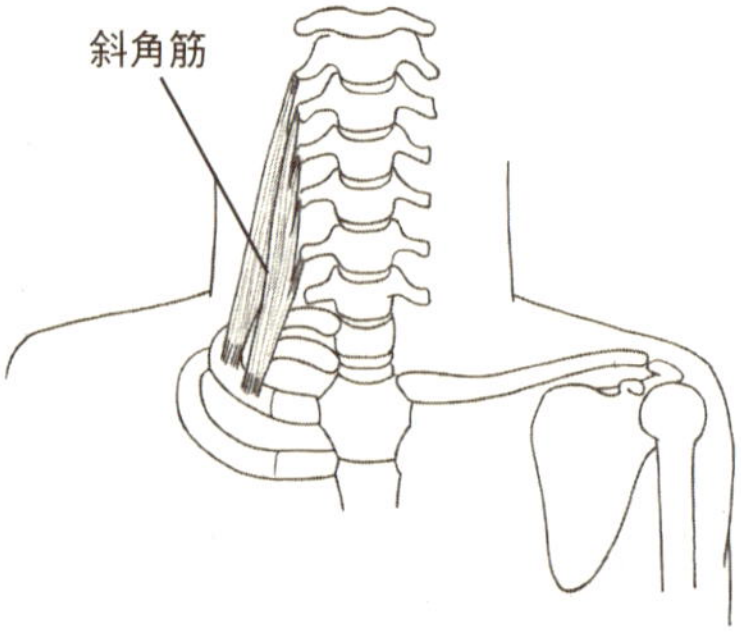

《頚部周辺を正面から見た図》

●胸鎖乳突筋（きょうさにゅうとつきん）
顔を右横に向けてみます。その時に、左の側頭部から鎖骨まで浮き上がってくる筋肉です（左右両方にあります）。

●僧帽筋（そうぼうきん）
みなさんおなじみの大きな筋肉で、頸から肩の上部のラインを作っています。

●鎖骨（さこつ）
これは説明しなくてもいいですね。

これらの場所が確認できたら、顔を右横に向けたまま、鏡を覗いてみてください。頸の左下部に、今触った胸鎖乳突筋後縁・僧帽筋の前縁・鎖骨の上縁とで三角形ができるのが、わかるでしょうか？
今、鏡に映っている三角形、それを後頸三角（こうけいさんかく）と呼びます。

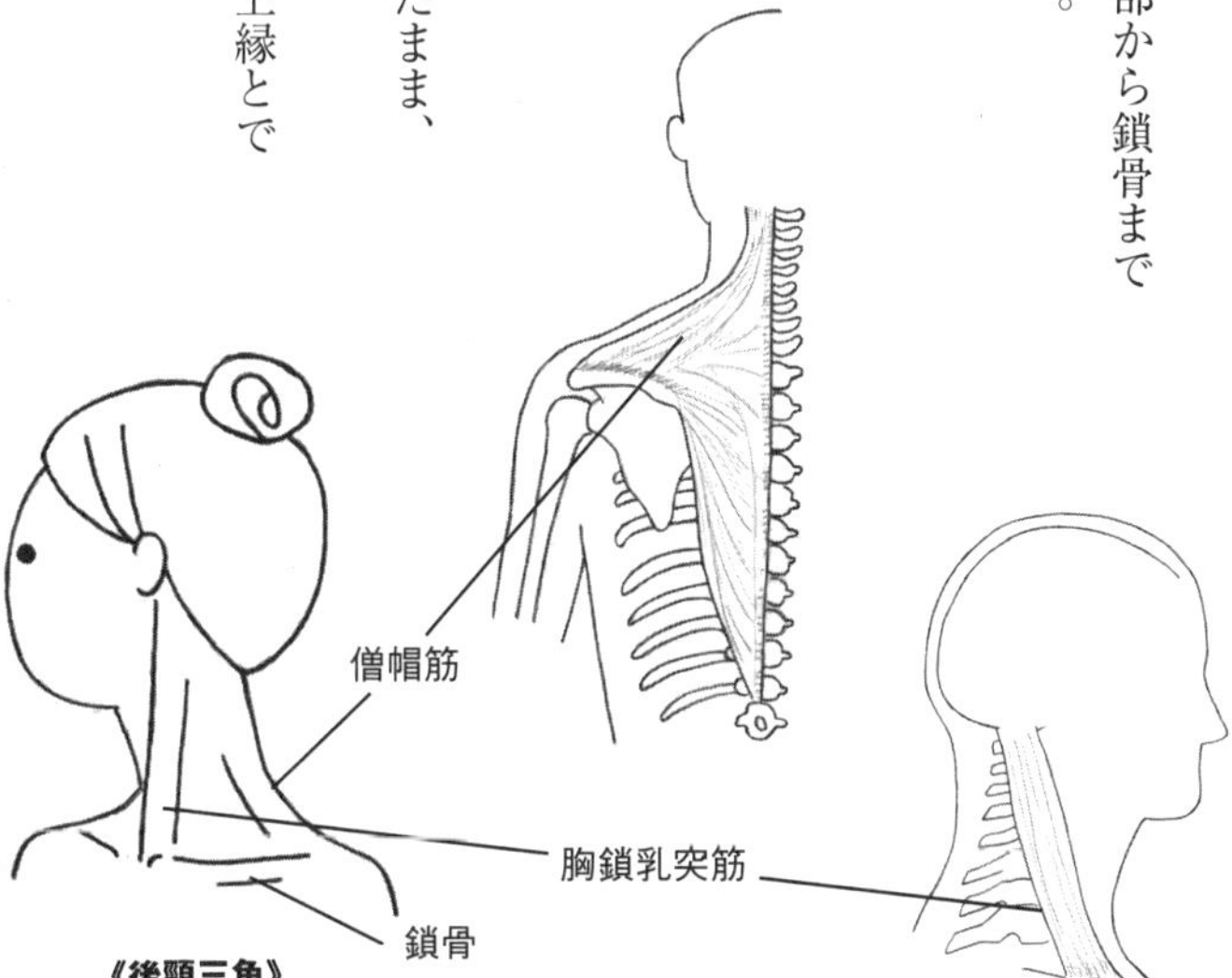

《後頸三角》

ターゲットである斜角筋はその三角形の中に存在します。

だいぶ、範囲が特定されてきましたね。

ステップ2　斜角筋を探そう

さて、後頸三角が見つかったらもう一息です。

さきほど見つけた、胸鎖乳突筋の後縁で鎖骨に近い当たりを触りながら、大げさに胸を脹らませて肩で息をしてみましょう。

できるだけ大きく、ゆっくりスーッと息を吸おうとすると、指で触れている場所に、縦斜めに走る、筋張った小さな筋肉が浮き出てくるのがわかりますか?

鏡で見て筋が浮いてくるのがわかるのは胸鎖乳突筋なので、そのさらに後縁です。

また、指の感覚の鋭い人なら、そのあたりで血管が脈打つのを感じることもできます。

そう、それが斜角筋です。ようやくたどり着きました!

斜角筋の働きとさまざまな症状

斜角筋は、肋骨を上に持ち上げ、呼吸を補助する役割があります。なので、先ほどのように肩で息をする時に硬く緊張します（※）。

ここで注目すべきことは、この縦斜めに走るこの斜角筋の間から、手や腕に血を送る動脈や神経が、出発しているということです。なので、先ほどのように斜角筋を触ると、脈拍を感じたり、強く押えすぎると手がしびれたりするのです。

ここまでお話しすると、冒頭に紹介した症状と、斜角筋の関係が少し見えてきたでしょうか？

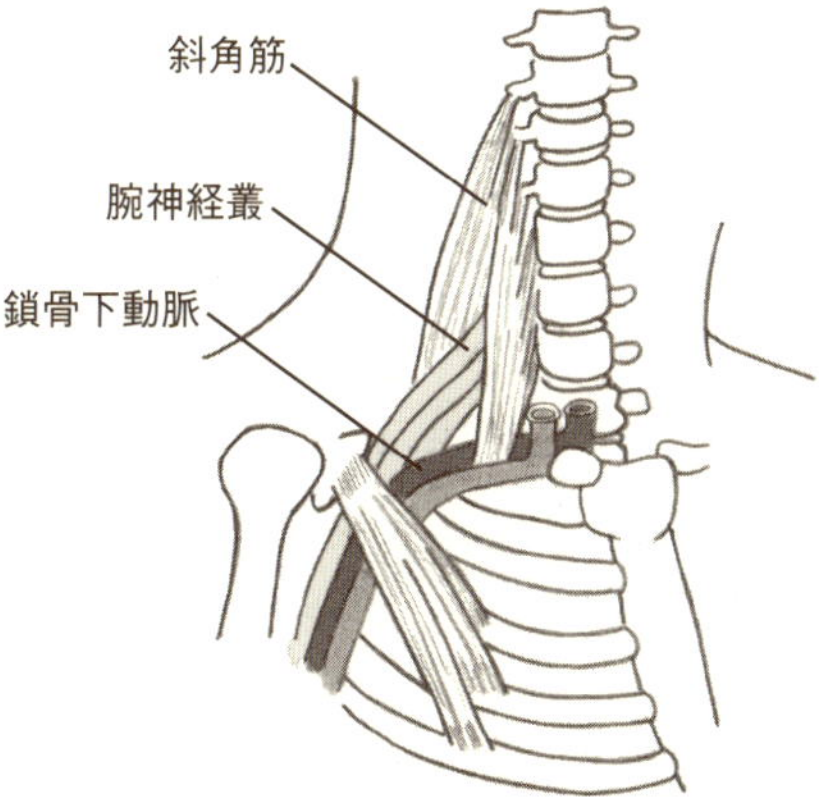

《頸部周辺を正面から見た図》

※　起始＝頸椎の横突起～停止　第１・２肋骨

肩で息をする
⬇
斜角筋緊張
⬇
腕に行く神経（腕神経叢）が圧迫される
⬇
手がしびれる

肩で息をする
⬇
斜角筋緊張
⬇
腕に行く動脈（鎖骨下動脈）が圧迫される
⬇
手が冷える

このように「手がしびれる・冷える」原因は、手そのものではなく、もっと上流の斜角筋の緊張にあることを、セラピストが理解していると、セラピーの組み立ても大きく変わるでしょう（※2）。

ここまで理解したうえで、さらに心とカラダの関係にまでズームアウトしていくと、この斜角筋の症状の理解がさらに深まります。

※ 他にも、小胸筋による圧迫の可能性などさまざまな原因があります。

なぜ肩で息をするの？
ストレスとエラ呼吸

私たちは哺乳類です。哺乳類の特徴の一つは、横隔膜（焼肉屋さんでいう、ハラミです！）を使った呼吸＝腹式呼吸ができることです。

それまでの、両生類や爬虫類には、横隔膜がないので腹式呼吸はできません。そのため、魚類時代に使っていたエラを進化させた筋肉（頸周りの筋肉等）を使って呼吸をしています（※）。それが胸式呼吸です。

呼吸や横隔膜の働きについては後で詳しく説明しますが、腹式呼吸は、とても効率のいい呼吸方法なので、平常時の呼吸は腹式がメインです。

でも、危険が迫った時やストレスを感じた時など、

	胸式呼吸	腹式呼吸
使う筋肉	頸周りの筋肉など	横隔膜
どんな時に	緊張時	平常時
効率	あまりよくない	よい
進化	爬虫類以前	哺乳類以降

※　肋間筋なども胸式呼吸の重要な筋です。

無意識の反応により、より酸素を取り込もうと、
胸式も使いながら呼吸をしようとします。
猿が危険を感じたときに肩でウフォウフォするやつです。
そして斜角筋は、胸式呼吸で使われる、
エラの名残の筋肉の一つなのです。

つながってきましたか？

つまり、ストレスや緊張状態が長く続くことで、無意識のうちに
肩で息をすることが増え、斜角筋が緊張して手が冷えたりしびれたりするという関係。
ここにも心と身体のつながりが出てきました。

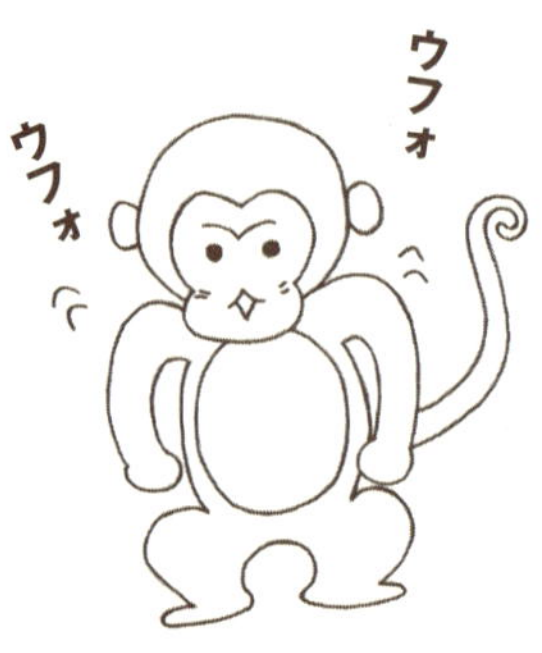

では、そんなクライアントには どう対応すればいいのでしょうか？

ストレスが原因といっても、そこを直接取り除くのは困難なので、症状を具体的に引き起こしている斜角筋の緊張を緩めるセラピーを考えてみましょう。

注意しなくてはいけないのは、斜角筋を直接施術すると、神経を痛める危険性があるので、そこには触れず、頸の横後ろ（頸椎横突起部＝斜角筋の起始）を仰向けに寝た状態で十分にほぐしていく手技が有効です。ていねいに時間をかけて緩めていきましょう。

クライアントにお伝えする
セルフケアの方法もご紹介しておきます。
まず鎖骨に手を当てて、下に引きます。
同時に頸は上に伸ばしてストレッチしていきます。
そのままストレッチを感じながら
頸をゆっくりまわしていきましょう。
斜角筋の部分が気持ちよくストレッチされているのが感じられますか？

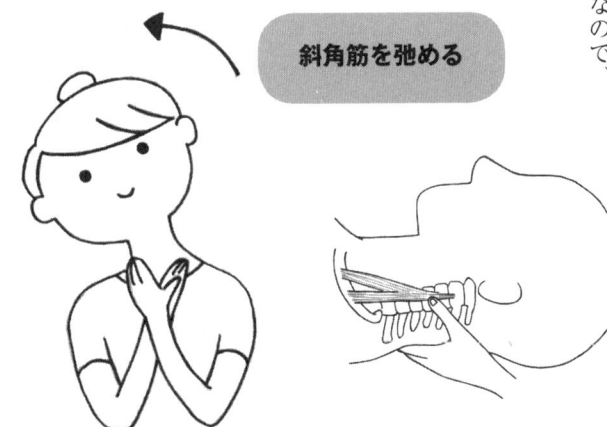

ストレッチの基本は、筋肉の走行に従い、両方にじわっと伸ばすことです。

すごく当たり前のことですが、どうぞ再確認してください。

この場合【鎖骨を下に引く】と【頸は上に伸ばす】と、いう2つの方向性により、斜角筋が伸ばされています。どちらか片方だけでは効果がありませんよ！


【まとめ】

◇手のしびれや冷え、肩こりなどが起こる原因のひとつに、斜角筋の緊張が考えられる。

◇斜角筋が緊張する原因のひとつは、ストレスによる胸式の呼吸が考えられる。

column 3

究極のズームアウト

ズームアウトという概念はわかるけど、
具体的に日常生活や、セラピーのなかで、
ズームアウトするためには、どうすればいいのでしょう？

私は、ズームアウトとは
「走るのをやめ、立ち止まることなんだ」と思っています。

車を走らせていて、スピードが加速すると、
それに従って視野が狭くなります（＝ズームイン）。
逆に、スピードを落としていくと、周りの風景を
ゆっくりと見渡すことができます（＝ズームアウト）。

あわただしく加速する時代の中で、

私たちはどうしてもズームインして、
分断した世界として物事を捉えがちです。
けれど、そこで少し手を止めて、
ぼんやり全体を見回したりする、一見無駄に思える時間。
それこそがズームアウトなのだと思うのです。
「忙中閑あり」という言葉のように、
ほんの少しの時間でいいから、目的を持たない、
無駄な時間を持つこと。
例えば、散歩だったり、静かに目を閉じてみたり、
ふぅ〜と一息呼吸を感じるだけでもいいでしょう。
それだけで、この世界はつながりを持ち始めるのです。

では、もっとスピードを落とし、ズームアウトすると
何が見えるのか？
手塚治虫氏の『ブッダ』という漫画には、
主人公のブッダが長い瞑想の末に

「全ての存在には意味があり、
繋がりあい、何がいいか悪いか
なんてないんだ！」と
気付いた一説が
紹介されています。
　目を閉じ、深く静かに
心を落ち着かせること……。
それは、究極のズームアウトなの
かもしれません。
　そして、どんどん加速するこの時代もまた、
そんなバランスを求めているのだと思っています。

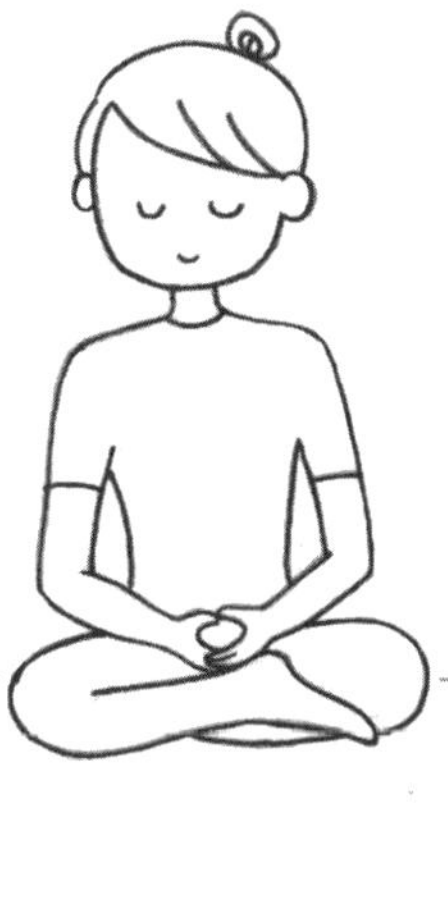

ZOOM OUT 5

顔まわりのリンパや静脈を、ズームアウトしてみよう

小顔は舌から！

最近、よく女性誌でやってる「これでたちまちあなたも小顔！」みたいな特集。

う〜ん、正直なところ、そんな魔法みたいな技ある訳ないよね、というのが僕の立場です。

たとえ、骨のバランスの調整で小顔になったとしても、それは一瞬だけの話。

顔周辺の骨は日々、少しずつ動いていますから、それがずっと続くとは思えないのです。

けれど……これからのお話はちょっと違いますよ！　むくみを改善し、

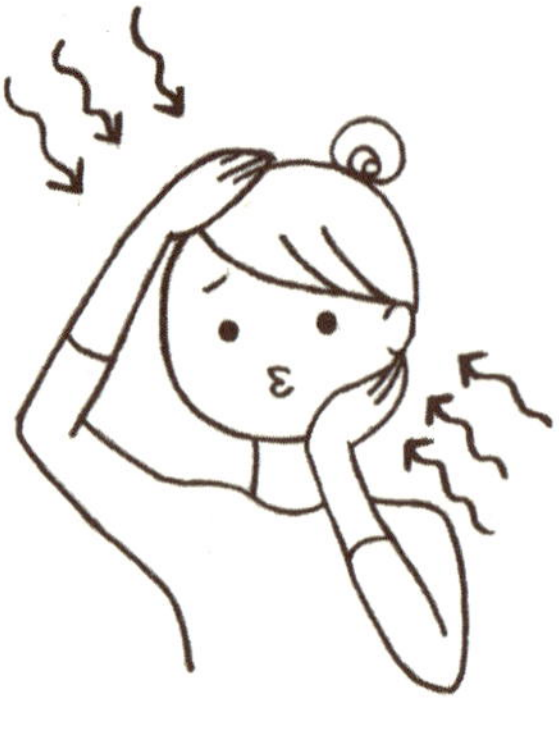

一瞬の変化ではなく、根本的な解決になるはずです。

その鍵は、舌まわりの緊張をとること。そして、それは心の緊張とも密接に繋がっています。

なぜ舌まわりが緊張するのか？

なぜそれをほぐすと小顔になるのか？

そのためには、どうすればいいのか？

これからそんな繋がりをズームアウトしてみましょう。

小顔の条件は3つある

僕は、小顔というのは単に小さければいいというのでなく、イキイキと張りを保ちつつ、引き締まった健康的な顔のことだと思っています。

そして、そのためには骨・筋・リンパの3つからの視点が必要になります。

1．骨……頭部・顔面部・とくに噛み合わせのバランスがとれていること
2．筋……顔面部の筋、とくに喉・顎の筋肉の過緊張をゆるめること
3．リンパ……耳・舌の付け根にあるリンパ・静脈の流れに滞りが無いこと

逆に、その3つ全てに関係し、バランスを崩す要因になるのが、舌や喉の緊張なのです。

現代人の多くは、言いたいことを我慢することで、喉や舌の奥を緊張させていたり、無意識のうちに歯をかみ締めていたりすることがとても多いです。

その緊張をゆるめることで、顔全体のリンパの流れを良くし、顔の筋肉や骨のバランスも、本来ある状態に戻して行こうよ、というのが今回の目的です。

なぜ、舌をほぐすと効果的なの？

リンパ・静脈の本流のありかは？

まず、下の図を見てください。
これは顔の静脈の流れを表わしたものです。
リンパは描かれてていませんが、
ほぼ、静脈と同じようなラインを流れていると
考えていいでしょう。
ここで注目していただきたいのは、
どこに流れが集まって来ているのか？という点です。
川の流れが次第に集まり、大きな本流を作るように、
静脈も「耳の下」「舌の付根」「喉」にかけて集まっているのが
わかるでしょうか？　つまりそこが、リンパや静脈の大きな本流（※）なのです。
下水道本管が詰まっていたら、洗面所をいくら掃除しても水が流れないように、
顔の余分な老廃物やむくみを流す上でも、「耳の下」「舌の付け根」「喉」は
とても重要なポイントだということを理解しておきましょう。

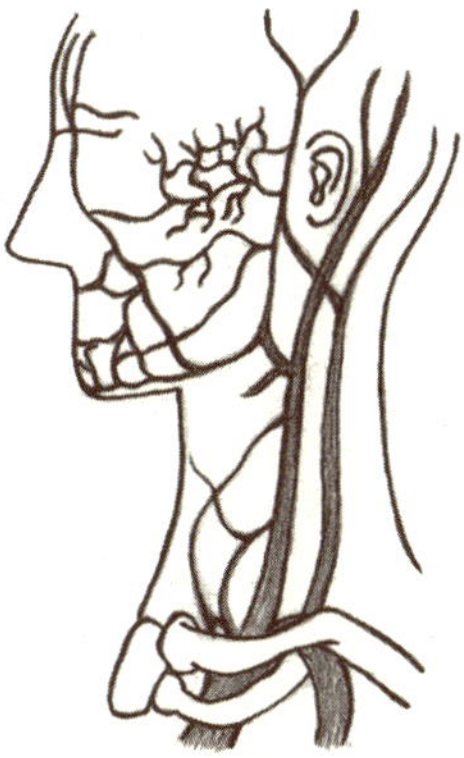

※　良く知られている通り、鎖骨下の静脈・リンパが、
さらにその本流になります。

言いたいことを飲み込むと……

次に見ていただきたいのは、舌とその周りの筋肉との関係です。

舌・顎・喉・耳の後ろあたりが、随分複雑に入り組んでいますね。喉の上や、エラのあたりを触りながら舌を動かすと、そのあたりが連動して動くのを感じると思います。

ちょっと実験してみましょう。

喉の上の部分を注意深く触っていくと、図のようなU字形の骨、舌骨を感じることができます。この舌骨は、舌の付け根・喉の上部・頭蓋骨の耳の辺りとつながりを持っています。

では、舌骨を触りながらごっくんと、唾を飲み込んでみましょう。舌骨がぎゅっと上に

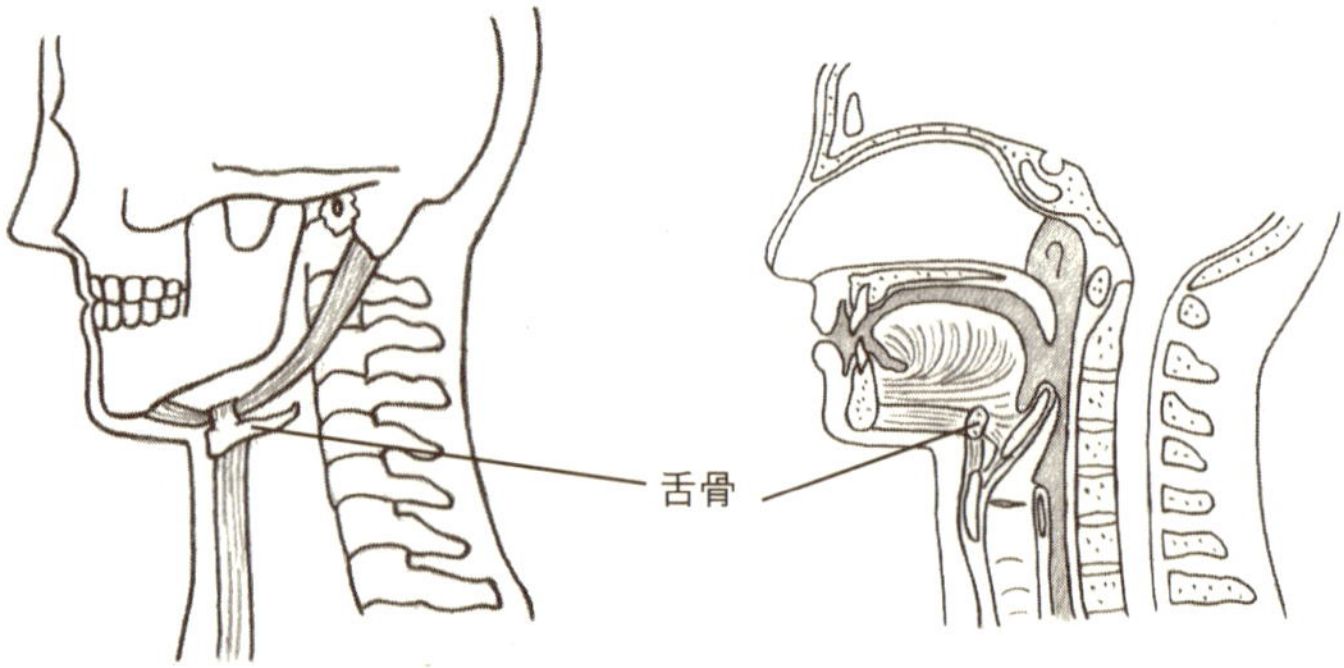

持ち上げられるのがわかるでしょうか？

つまり、私たちが何かを飲み込もうとする時、舌骨とつながっている喉の上部や舌の付け根・耳の下あたりが緊張するんだね、ということです。

すると、その緊張により、そこを流れるリンパや静脈が圧迫され、流れも滞りやすくなります。

そしてとても大切なことは、唾を飲み込むときだけでなく、緊張したり、言いたいことを我慢してグッと飲み込む時も同じなんだよ、ということ。

つまり、

言いたいことを飲み込む

⬅

喉上部・舌の付け根・耳の下に緊張が起きる

⬅

リンパ・静脈が滞る

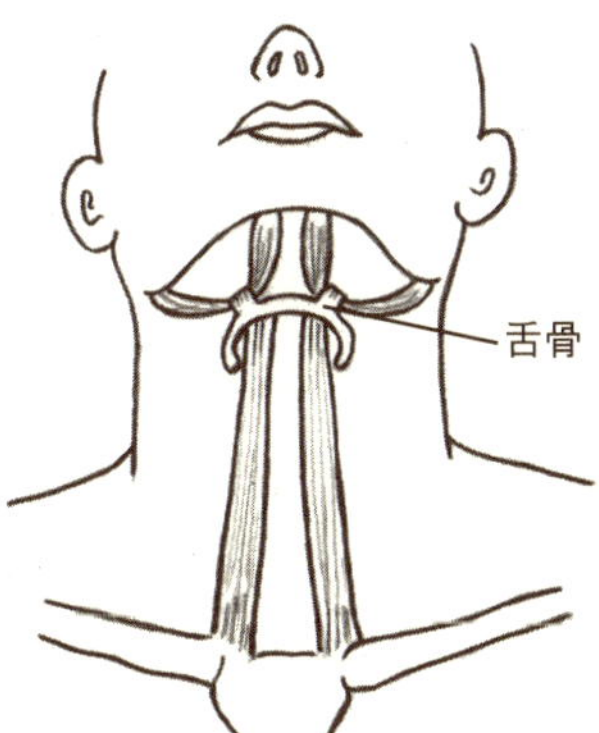

ということです。

実際、ストレスを抱えていたり、緊張状態が続くと、多くの人は喉や舌の奥が詰まったような感じがしたり、舌が上手く回らず、流暢に話せなくなったりします（＝それが噛んじゃうということです！）。

逆にいえば、舌をほぐすことで、つながっている喉の上部や耳の下あたりがゆるむと、リンパや静脈の流れも良くなり、心の緊張もほぐれ、顔のこわばった筋肉もゆるみ、骨のバランスも自然と整い出す＝小顔になる！　というわけですね。

具体的には、どのようなケアが効果的？

ここからは具体的なセルフケアの方法と、セラピーのヒントを考えていきましょう。

まず、あなたの顔まわりの静脈やリンパの流れの状態をセルフチェックしてみます。

鏡を見ながら、舌を上の歯の裏につけるようにします。すると、舌の裏に青筋が立っているのがみえるでしょうか？　それが舌下静脈です。

それが静脈瘤のように、はちきれそうに盛り上がっているときは要注意。舌や喉の緊張で静脈が圧迫され、流れが滞っている証拠です。

そんな時は、舌を上に伸ばしながら、のど上部から鎖骨に向けて下に向けて、ストレッチするといいでしょう。頸を左右に倒しながら片側ずつ行うと、よりストレッチを感じやすくなります。

また、耳を引っ張りながら、舌で歯茎の裏表に触れるような気持ちで口の中を大きく一周してみるのもいいでしょう。これは舌の付け根のストレッチです。

そこが凝っている人は、少しやっただけで舌の奥が疲れますよ（人前ではちょっと恥ずかしいので、こっそりお風呂の中ででも……）。

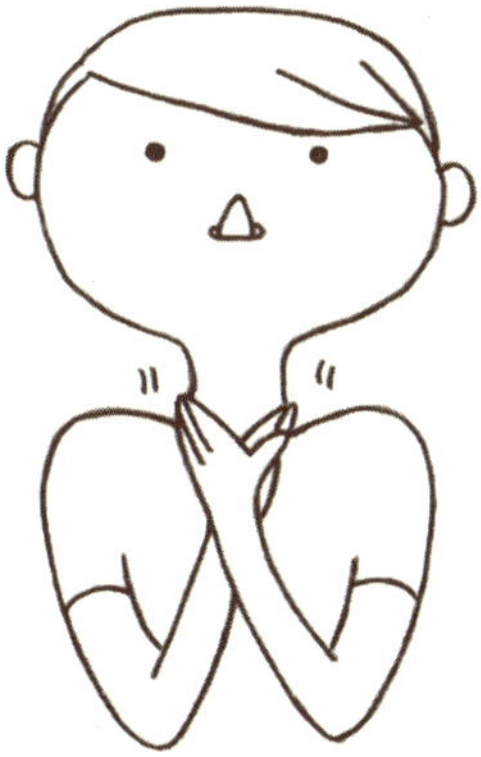
《のどのストレッチ》

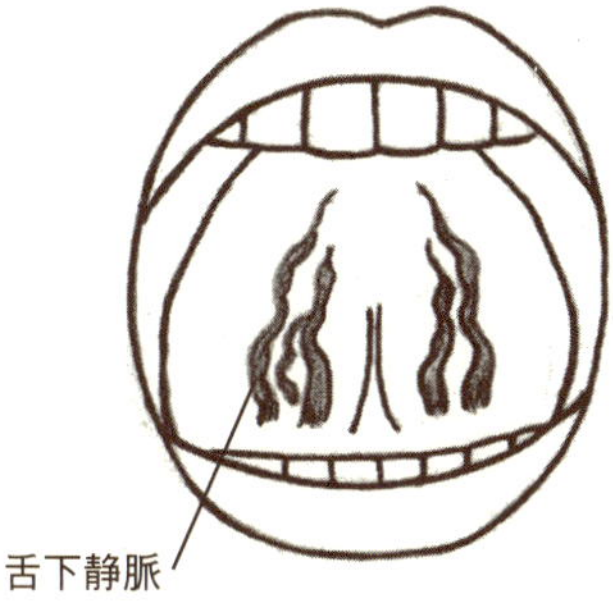

充分に舌や喉のストレッチを行ったら、もう一度舌下静脈の様子を確認してみましょう。どうですか？　はちきれそうに盛り上がっていた人は、随分改善されたと思います。

2～3日続けると、舌の付け根や喉の詰まり感が随分すっきりして、むくみもとれやすくなることでしょう。

セラピーでは、クライアントに舌を出してもらうのは難しいでしょうから、顎からエラのライン・耳の穴の下・喉の上部をゆるめ、胸鎖骨乳突筋を指で挟むように揉んであげる施術を行った上で、セルフケアの方法をアドバイスするといいかもしれません。

窓ガラスが外と内の両方から磨くことではじめて透き通るように、セラピーも外からだけでなく、内側からも行って初めて、美しくなるのですね。どうぞお試し下さい！

column 4

マイケル・ジョーダンのプレイと舌の意外な関係？

皆さんは、マイケル・ジョーダンが、バスケのプレイの最中に舌をべろ〜っと出しながらドリブルしている映像を見たことがありますか？

進化的にエラと関係の深い、舌周りの緊張を緩めることは、おだやかな呼吸にも繋がるという説もあります。

あの白熱したゲームの中で、彼が全身をリラックスさせたしなやかなプレーが出来るのは、舌を出しているからこそなのかも！

ZOOM OUT 6

自律神経のお話

「最近どうも自律神経のバランスが乱れてるようで……」

なんて、クライアントとの会話の中でもよく出てくる自律神経というキーワード。

では、自律神経っていったい何なのでしょうか？　触るとビリビリするのかな？

まずそんな基本的なところから確認してきましょう。

そもそも自律神経ってなに？

みなさんが、神経というと真っ先に思い浮かべるのは肘をぶつけてビリビリ感じる……あの神経のことですね。でもそれは〈体性神経〉と呼ばれるもので、〈自律神経〉とは別のものです。

〈体性神経〉の中には、手足を動かそうとする時に中枢からの指令を伝えるための〈運動神経〉と、皮膚や関節などからの情報を中枢に伝える〈感覚神経〉があります。

どちらも脳の表層にある「意識の座」と呼ばれる〈大脳新皮質〉と結ばれているため、その働きを自覚することができます。

つまり、肘をぶつければビリビリするし〈感覚神経〉、手を動かそうと思えば意識的に動かせる〈運動神経〉というわけ。

でも、私達の身体は、いちいち意識的に動かそうと思わなくとも内臓・体温・呼吸など、主に脳の深層にある〈脳幹〉（※）によって無意識的に自動制御されているものがあります。

その指令を内臓などに伝えたるための神経が〈自律神経〉なのです。

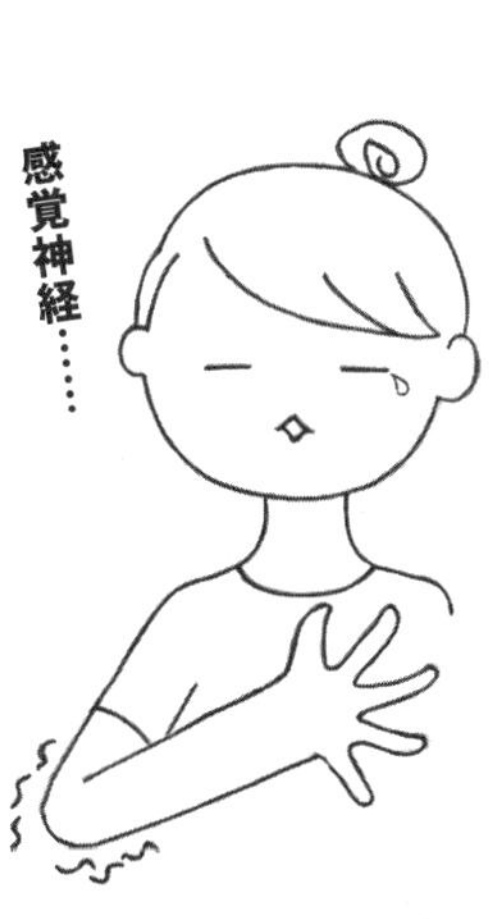

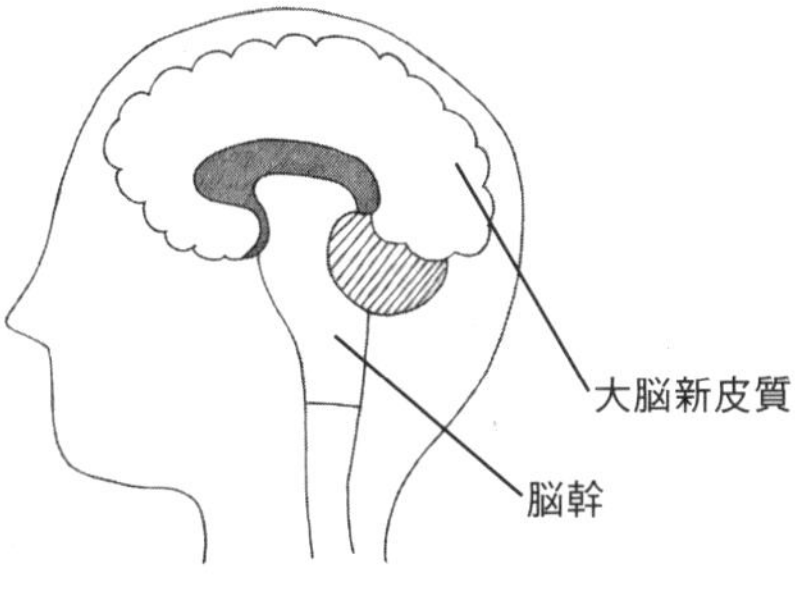

※　脳幹とは、この場合広義の意味で使っています。
＝　間脳・中脳・橋・延髄

自律神経についてもう少しわかりやすく！

これを会社に例えるとわかりやすいと思うのですが、

・大脳新皮質＝社長
・脳幹＝総務課長

というイメージにしておきましょう。

会社の中では様々な情報が飛び交っています。

たとえば「消しゴムがなくなりました～」とか、「来週有給もらいたいんですけど～」とか……。その全部を社長が判断していたのでは　会社が回りませんよね。

なので、通常の会社では　消しゴムとか有給とかのことは総務課長さんにお任せします。

そう、社長が消しゴムのことを知らなくても会社が上手く回るのは、総務課長がしっか

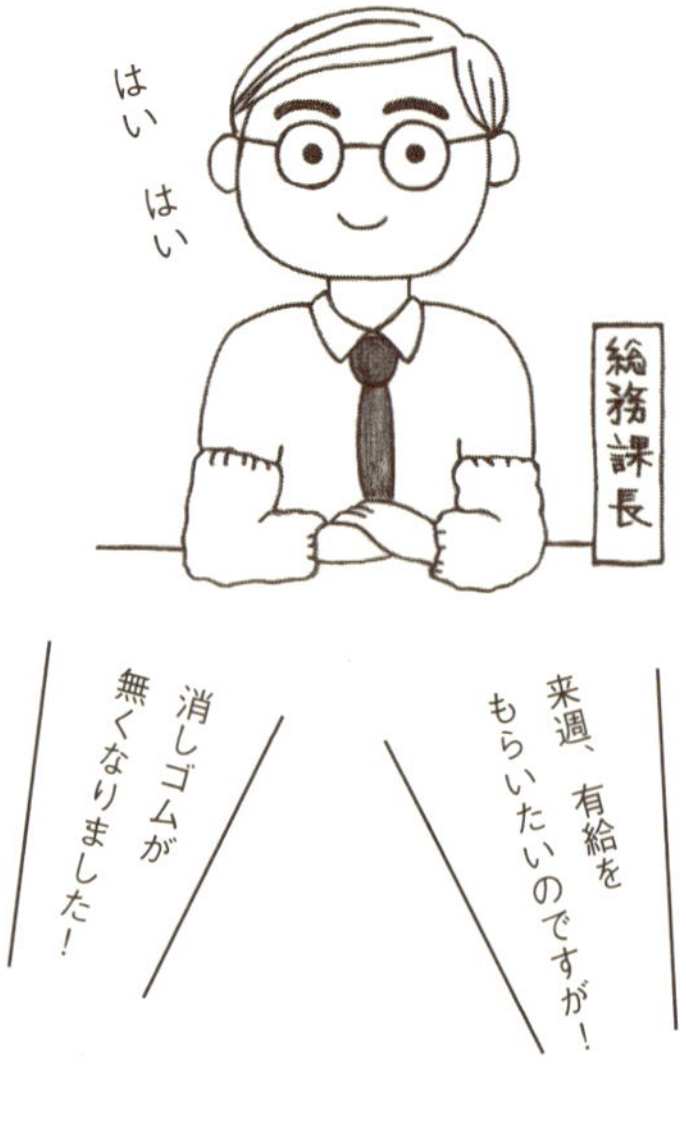

総務課長
はい　はい
来週、有給をもらいたいのですが！
消しゴムが無くなりました！

り頑張ってくれているからなのです。

身体も同じです。寝ている間、「あっしまった、呼吸するの忘れてた～」、なんて考えなくても、脳幹が自律神経を通じてうまくやってくれているから、僕達は生きていられるのですね。

自律神経ってどんな働きをするの？

ここからは、もう少し具体的にカラダを自動制御してくれている自律神経の働きと、症状の関係についてみていきます。

どんな時に働くの？

自律神経は、「交感神経」と「副交感神経」の2つに分けられ、これらはよく、車のアクセルとブレーキに例えられます。

エンジンを全開にするアクセルが、交感神経。スピードを抑えるブレーキが、副交感神経です。

では身体において、どんな時にアクセルを踏む必要があるかというと、古代であれば、ライオンに突然出くわした時なんかがそうでしょう。

ライオンから逃げるためには　それまでのリラックスモードからアクセル全開（交感神経スイッチON）にする必要があるからです。

そして無事に逃げられたら、ブレーキを踏んで、（副交感神経スイッチON）リラックスモードに切替えます。

現代の生活ではライオンに出逢うことはないけれど、ライオンの代わりに私達はストレスによっても交感神経のスイッチがONになったり、ストレスから開放されることで副交感神経のスイッチがONになったりすることがあります。

	交感神経	副交感神経
心臓	心拍数増加 （動悸）	心拍数減少
末梢神経	収縮 （手足などの末端の冷え）	拡張、炎症の悪化 （偏頭痛、関節痛、鼻炎）
胃腸	弛緩、排泄中止 （胃下垂、便秘）	活動、排泄 （下痢）

※　他にもホルモンの働きと組み合わさったり、呼吸、生殖、免疫など、様々な影響があります。

自律神経が働くと こんな症状がおこる

では具体的に　カラダにどんな変化がおこるのでしょうか？

想像してみて下さい。あなたは今、ライオンに食べられそうになっています。早く逃げなくては大変です！　もしあなたが、カラダの自動制御を担当している司令官だとしたら、どんな反応をしますか？

そうですね、ライオンより早く走るために、血液のポンプである心臓を早く動かします（＝動悸）。

血管は全身に分布していますが、この非常事態に、小指の先に栄養を届けるより、走るのに必要な太い筋肉に集中して血液を届けようとするでしょう（＝手足の冷え）。

そのために、今は手先足先などの末梢には犠牲になってもらい、そこに血を運ぶ末梢血

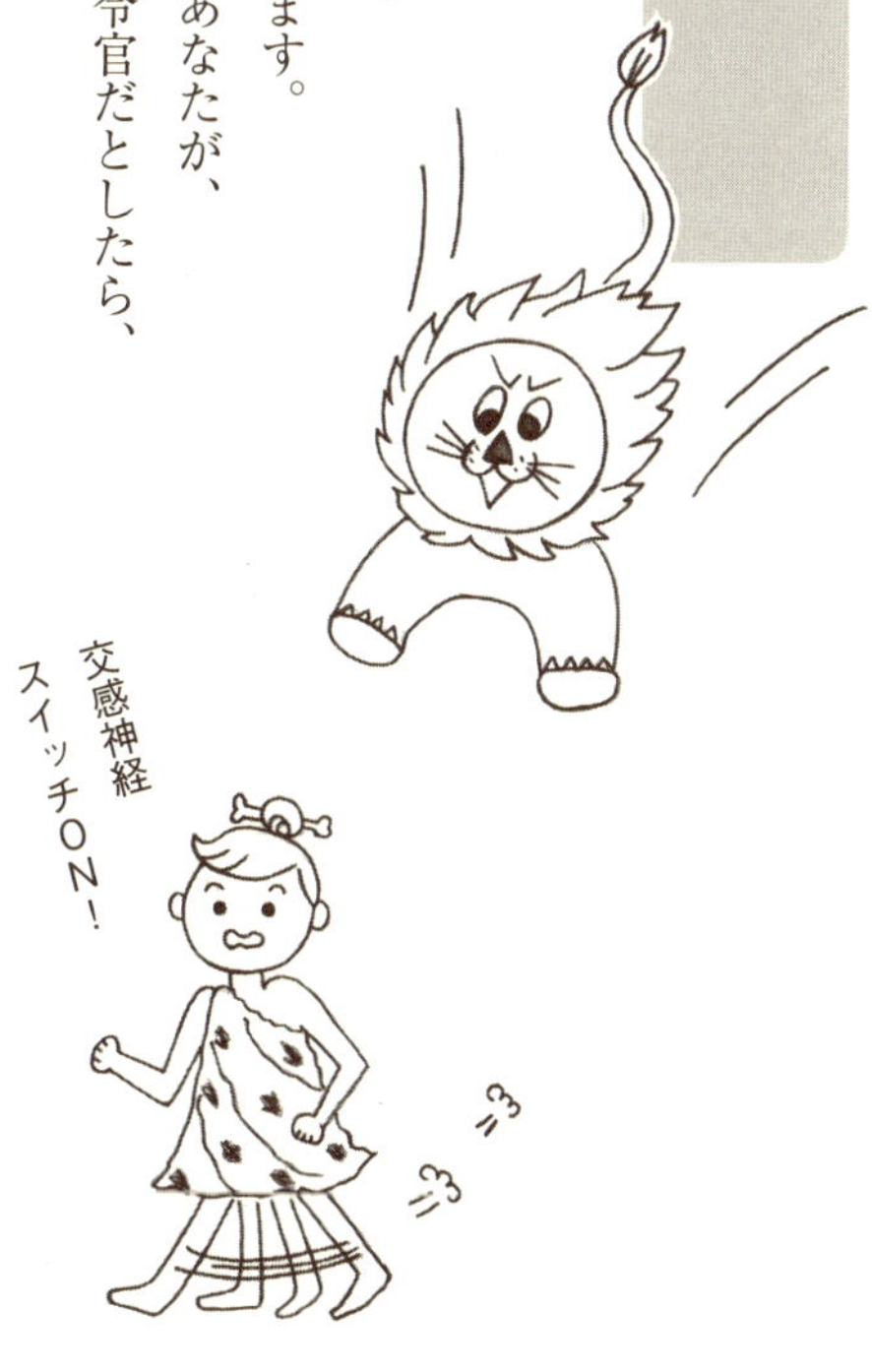

管をぎゅっと細くして、血液が流れないようにします。

また、こんな時にのんびりご飯を食べている場合ではありませんし、排泄や生殖行為なども非常に危険です（＝便秘・生理不順）。

とにかくそれは後回しで、いまは早く逃げること最優先なのです！

つまり、ストレスを感じると、交感神経の働きで、動悸や手足の冷え、便秘などが起こる（※）ことがあるということです。

交感神経は悪者なのか？

このような説明をすると、交感神経って何だか悪者のように聴こえるかもしれませんが、逆に副交感神経が働きすぎても、カラダの不調が現れることがあります。

たとえば、副交感神経の働きで、末梢の血行がよくなり過ぎると、炎症が悪化することがあります。お風呂や飲酒のあとに日焼けが急に赤くなったり、鼻炎がひどくなったり、皮膚のかゆみが起こるのもこの現象です。

※　これらの症状の原因は他にもいろいろありますが、その一つの要因として説明しています。

シーソーのバランス

このように、交感神経・副交感神経のどちらが良い悪いではなく、シーソーのように上手く調整しながら、常に変化する外の環境に対応し、体内環境を一定に保っているのが、自律神経を中心とした自動制御システムです。

自律神経のバランスは、先ほどのストレスによる変化だけでなく、気圧や季節・昼夜・温度によっても変化することが判っており、私達が思う以上にとても繊細で絶妙なバランス調整をしてくれています。

逆にいうと、昼夜の逆転や無理な食生活、夏なのに冷房で冷やされる生活が続くと、このシーソーのバランスを大きく乱します。

その結果、シーソーが大きく揺らいでいる状態……、それが自律神経失調症と考えてもいいでしょう。

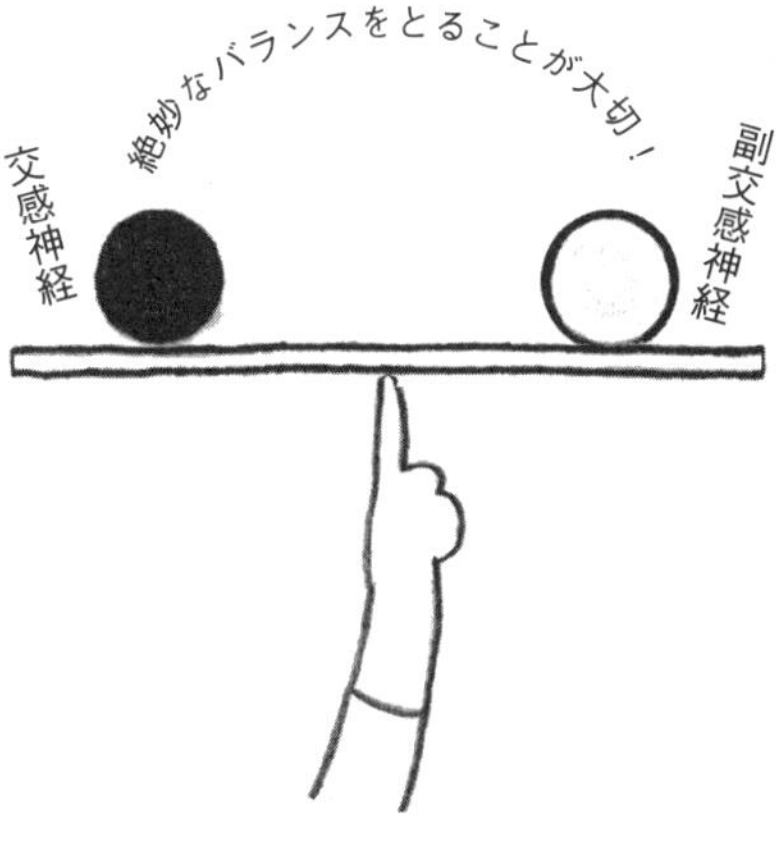

揺れを元に戻すには？

この難しいところは、力で無理に抑えようとすると、ゆり戻しを起こすことです。

たとえば　台湾式足ツボのようにとても痛い刺激をすると、交感神経が働き、一時的に足先の血行は悪くなります。

しかしその後、施術が終わると、その反動で副交感神経が働き、深い安堵感と共に足先の血行が良くなり、ぽかぽかします。これは、ゆり戻しを使ったいい例ですが、良かれと思って行ったセラピーのテクニックが、逆効果になりかねないのが自律神経のバランスの調整の難しいところです。

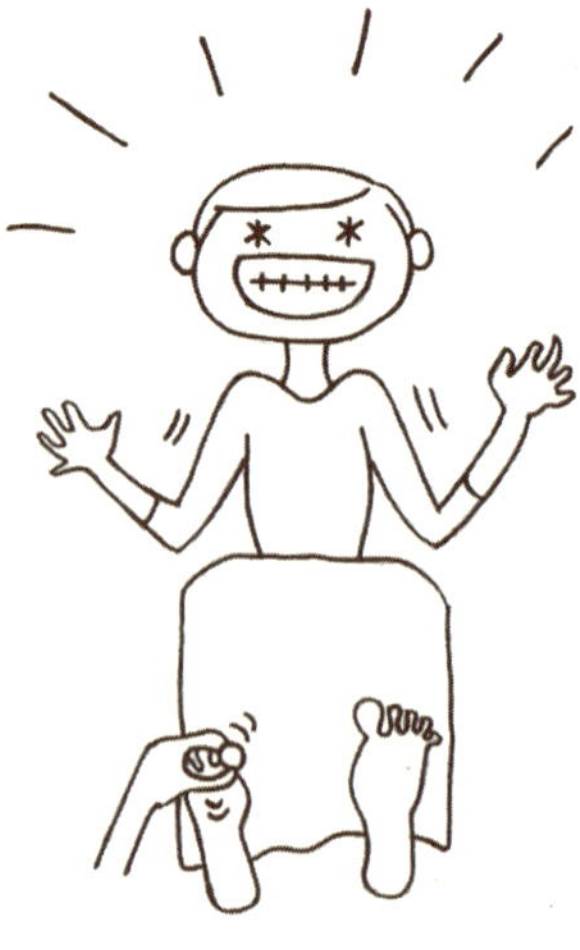

具体的には
こんな方法がある

とても複雑なカラダのシステムを単純に制御するのは、とても難しいことなのですが、ごくシンプルに考えれば、こんな方法が一般的です。

・副交感神経を高める
➡ 仙骨や顔を心地いい温度で暖めたり、ソフトにマッサージするなど

・交感神経を高める
➡ 頸の付け根などを強めにマッサージしたり、熱いシャワーや冷たい氷で刺激するなど

他にもいろいろあるのですが、いま述べた方法は、みなさんも生活の中でよく体感しているんじゃないかなと思っています。

たとえば、こんな経験はないでしょうか？

生理のつらい時に、仙骨の辺りを暖めたり優しくマッサージすると、痛みが和らいだり、フェイシャルの施術をしているとクライアントがスヤスヤと寝息をたてたり（＝副交感神経の働き）。また、朝眠い時に頸の後ろのあたりに、熱いシャワーをかけるとシャキッと目が覚めたり、鼻血が出た時に頸の後ろをトントン叩くと血が止まるよとおばあちゃんが教えてくれたり（＝頸部交感神経の働き）。こんな方法でクライアントの状態によって、対応を使い分けてみるといいかもしれませんね。

もっとたいせつなこと

でも、いま述べた方法だけでは、なかなか上手く行かないこともあります。

それは自律神経のバランスは、単にカラダの刺激だけでなく、先ほど述べたように、季節や昼夜や心の状態など、実に複雑なバランスによって調整されているからです。

ではどうすればいいのでしょう？

その答えの一つは、クライアントの揺れに「寄り沿う」ことです（ズームアウト編p42で触れています）。様々な小手先のテクニックの技法を越えた所に　そんなありかたがあるのだと思っています。

そして、もう一つの答えについて、東洋医学はこんなシンプルな言い方をしています。


「自然に沿った生き方をせよ」と。


「えっ、それが出来ないからみんな困っているんでしょ！」と思われるかも知れないけど、僕もいろんなことを試したり、学んだりした上で、最終的な結論はそこかなと思っています。

昼夜や四季、そんな自然の巡りに沿うように、私達のカラダが自律神経によって調整されているならば、冷えなどのカラダの反応は、異常なことではなくて、「あなたの生き方は自然の巡りから外れてますよ」というとても正常な反応であり、警告なのでしょう。

この現代の暮らしの中で、全ての人がそんな暮らしを行うことは難しいことだけど、私達人間がこの自然の一部であるのなら、少しでもそんな暮らしに近づこうとすることが、必要なことであり、自然な方向性なのだと思っています。

「自然に沿える人」こそ「自然の一部であるカラダにも沿える人」なのだと。

僕は、セラピストが、そんな人であって欲しいと思っています。

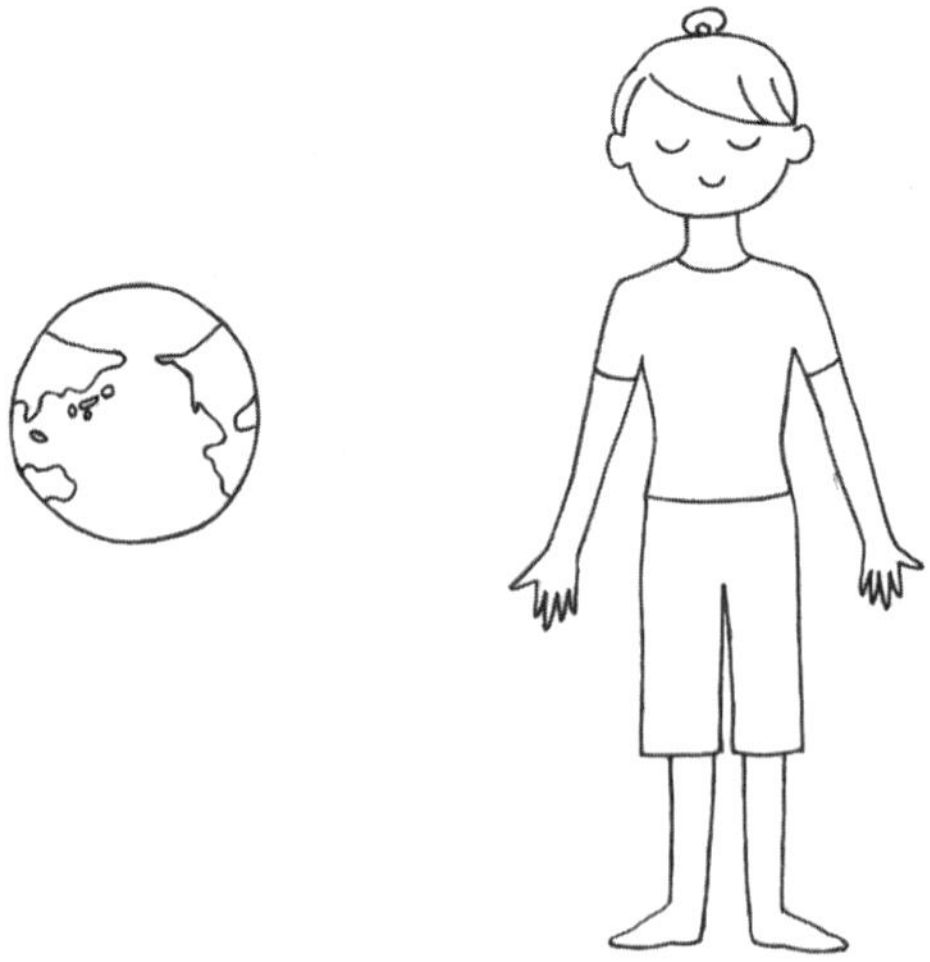

【まとめ】

◇自律神経とは無意識による自動制御システムの一部。

◇ストレスやリラックスと共に、
交感神経・副交感神経がシーソーのように働いている。

◇下痢や便秘・冷えや炎症など様々な症状に関係している。

◇自律神経の不調は、
「自然の巡りに沿っていない」というカラダからのシグナル。

ZOOM OUT
Fin

ズームアウトの果てにあるもの……

「ズームアウトすると、全体のつながりを感じることができる」

冒頭で、ナスカの地上絵を例えにお話ししたように、この章ではカラダをズームアウトしながら、様々なつながりを確認してきました。

筋肉同士のつながり・心と身体とのつながり・自然と自律神経とのつながり……etc.

カラダは、部分と全体が分かつことなくつながり、フィードバックしあう、ほんとうに複雑な存在です。

私たちは、よりよいセラピーを目指そうと、様々な学びを重ねてきたのだけど、ズームアウトすればするほど、例えばメンタルのケア・

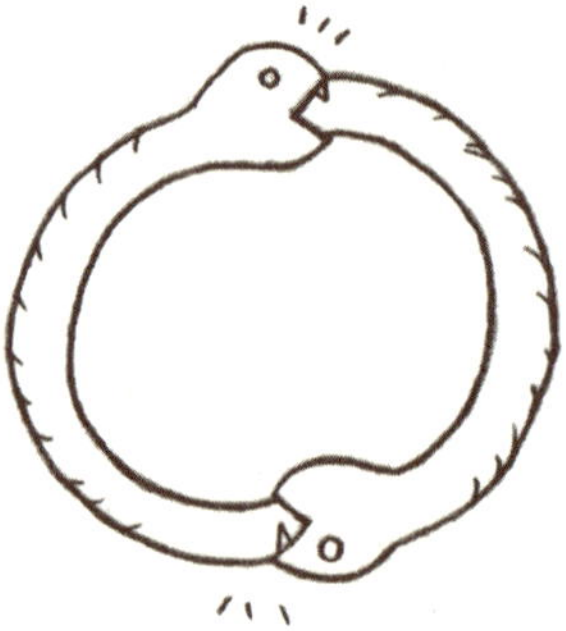

食事・運動・環境・スピリチュアルなど、様々な視点が見えてきて、いったいどこから手を付ければいいのかわからなくなる……そんなジレンマに陥るのです。

ズームアウトの果てにある世界、それは「原因と結果が複雑に絡み合い、何が正しく何が間違いなのか？　わからない」という混沌とした世界です。

たとえば「朝は食べないとだめだ」という説もあれば、「いや朝は排泄の時間だから食べてはダメだ」とか、「マッサージの方向はリンパに沿って」とか、「いや経絡に沿って」とか……。

この世界には、様々な立場の意見があり、さらには、それが様々な尺度と解釈によって逆転することもあったり……、最終的には「何が正解かわからない」というのが、その結論なのでしょう。

全てをズームアウトし、数々の学びの果てにそこに達した時、私たちには2つの選択肢があります。

その一つは　積極的な傍観者になることです。

何が正解かわからないのなら、
余計な手出しはせずただじっと見守りましょう、
そこに真の学びがあるのだからと。
（もし、神様という存在がどこかにいるのなら、
そんな視点でこの世界を見守っているのかもしれませんね。）

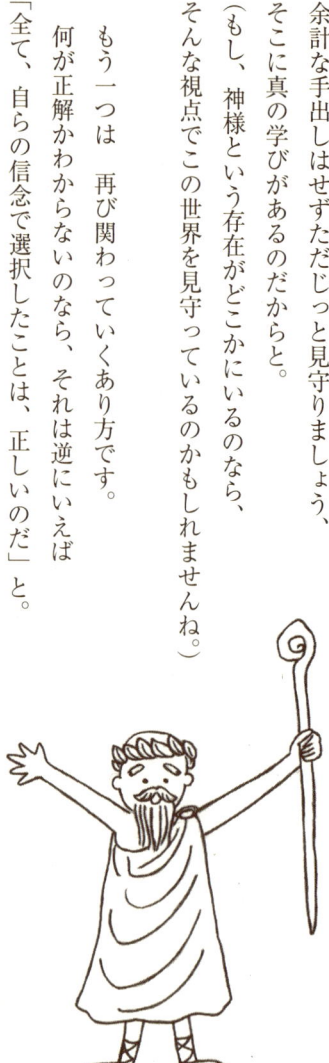

もう一つは　再び関わっていくあり方です。
何が正解かわからないのなら、それは逆にいえば
「全て、自らの信念で選択したことは、正しいのだ」と。

私たちが、神様ではなく、人間としてこの現実の世界に生まれてきたのであれば、限りある肉体と、時間という制限の中、クライアントと関わっていくことにこそ、学びや意味があるはずです。

そのためにも、一旦拡げた視点を、学びを、もう一度絞り込んでいく必要がある。

現実と関わる為の、確固たる指針が必要になる。

その選択と集中……それがこの後のズームインという作業です。

日本を飛び出して、広い世界を旅し、大きな視野を手に入れた若者が、また日本でその視点を活かしながら働くのに似ています。

結果として、それは元の場所、元の駆け出しの頃に戻ることなのかもしれません。

けれど、ズームアウトして学ぶというプロセスを経ることで　私たちはより深みを持ってカラダと関わることができるのだと。

そして、そんな深みこそが　真の意味で人を癒すのだと私は思っています。

column 5

日本一のわかる!のワケ

私が主催しているワークショップは、「日本一わかる! 解剖生理」といいます。

なぬぅ～「日本一わかる!」とはおおげさな、何を根拠にそこまで言い切れるのか? と、いぶかる人もいるでしょう。

その理由と自信は、こんなところにあります。

1. 私は日本一の営業マンだったから!

(お、おぬしなにやつ? ……そのプロフィールは巻末に)

小難しい専門書や、えらい学者さんの話って、情報や知識は豊富なんだろうけど、「専門用語ばかりで、何がいいたいのか、よくわからん!」ってことが、多いと思いませんか? そう、大切なのは、知っているだけでなく、いかに伝えられるか。

知識の量　×　伝える能力　＝　伝わる量　なのです！！！

私は鍼灸師なので、お医者さんや大学教授ほどの知識はありません。

でも、そのかわり営業マンとして、「伝える能力」を徹底的にしごかれてきました。

決して口は上手くないけれど、小難しいことを、お客さんにどのように伝えればわかってもらえるか？　とことん相手の立場になり、誠実にお伝えすることを学びました。

解剖生理という、膨大で小難しい分野だからこそ、現場で活かせるような知識を、シンプルにわかりやすくお伝えしたい……。

それがこの本の目的の一つです。

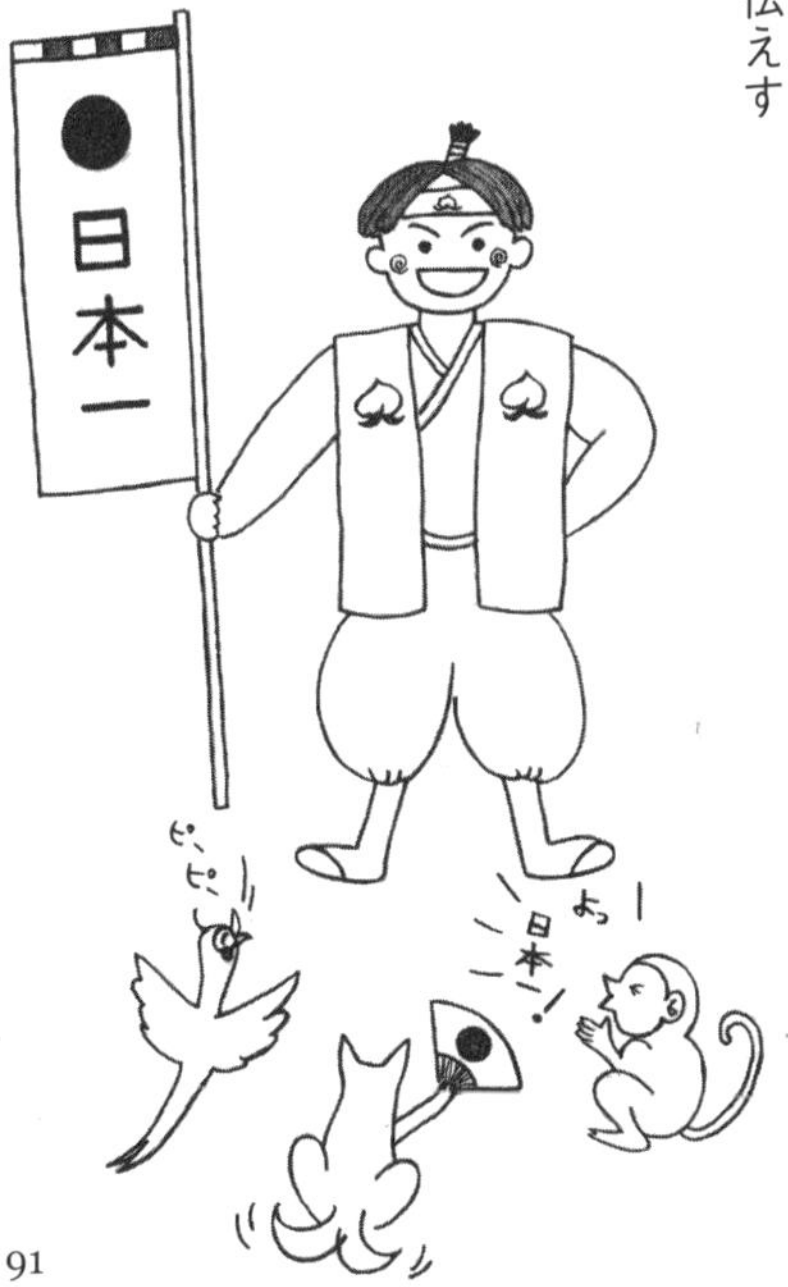

2　東洋医学と現代医学の、両面からカラダを語れるから

　現代医学や解剖生理は、カラダをズームインして、細かく分析するのが得意です。でも、全体を見渡して、つながりを感じることが、ちと苦手。それに対し、東洋医学は、カラダをズームアウトし、心も含めて全体としてどうなの？　という全体観とつながりを大切にします。

　さて、どちらが大切なのでしょう？

　そうですよね、両方の視点からカラダを理解することが、一番大切なことですよね。

　ちなみに鍼灸師という資格を取るためには、看護師さんなみの現代医学と、東洋医学の両方の知識を3年間学び、国家試験に合格する必要があります。

　その意味で、東洋・現代医学の両面から、カラダについてお話しが出来るのが、私の強みだと思っています。

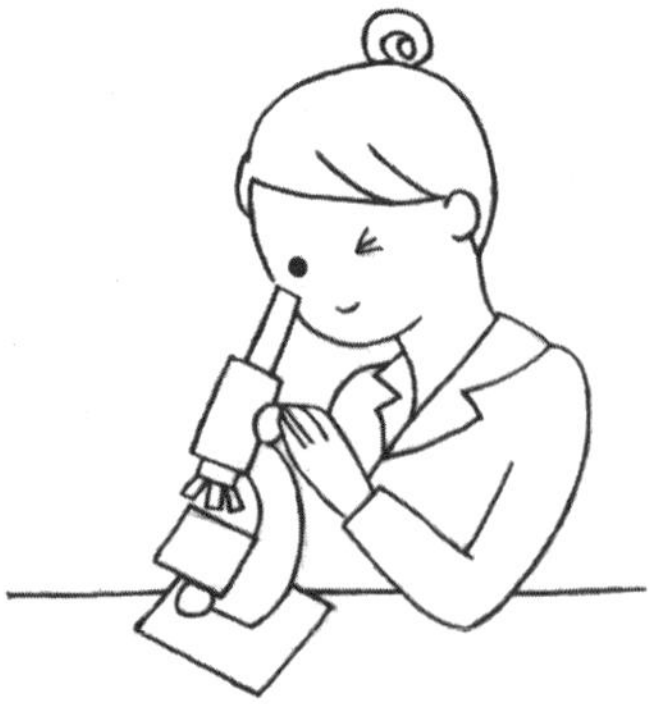

3　なによりも、カラダのことが好き！

「料理の上手いコックさんの条件を一つあげよ」と言われたら、迷わず〝食いしん坊な人〟と答えるでしょう。

そう、自分が食べるのが好きな人は、研究もするし、作るのも上手くなるはず。カラダのことも同じ、断言します、……私は、私に習いたい！！！

これが「日本一」の理由です。……いかがでしょうか？

「なにを偉そうに……。我こそが、真の日本一だ！」という方がいらっしゃったら是非、ご連絡下さい。一緒に組んで、お仕事しましょう（笑）

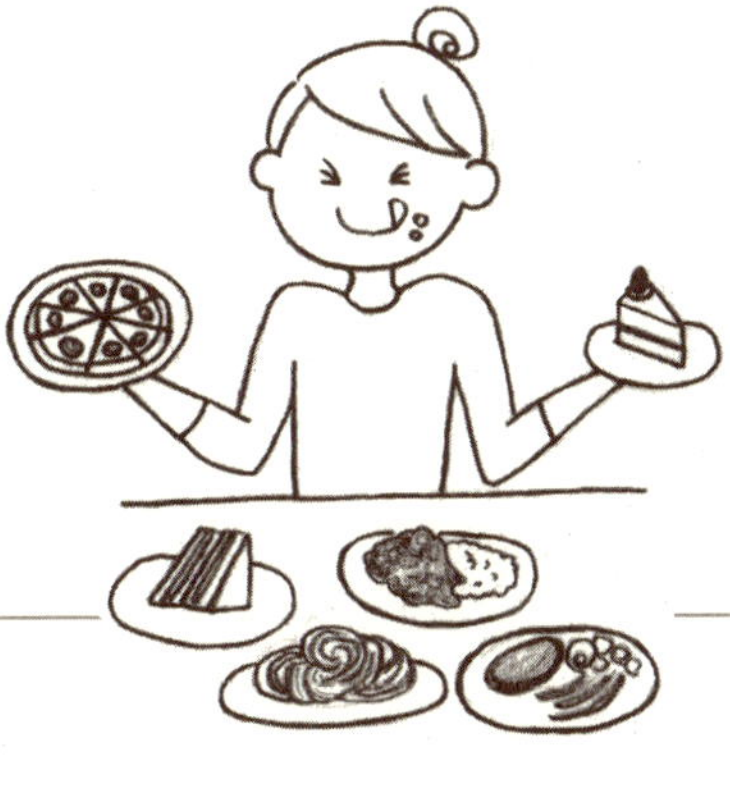

ズームイン編
ZOOM IN

私のカラダ……それこそが最高の骨格模型なんだ！

私たちは、なんど骨格模型を眺めても、本を読んでも、それが、どこか遠い世界の出来事のように感じています。

でもそうじゃなくて、もっとも身近に存在し、リアルに動く「ワタシのカラダ」、それこそが最高の骨格模型であり、人体標本だと思うんです。

大切なことは、細かい筋や骨の名前をどれだけ知っているかではなく、自らのカラダや、クライアントのカラダに触れたりしながら、

〈自らの実感として、ありありと骨や筋肉の存在を落とし込むこと〉

そんな、どこか遠い世界で起こっている解剖学を、今ここで起きている自分の、

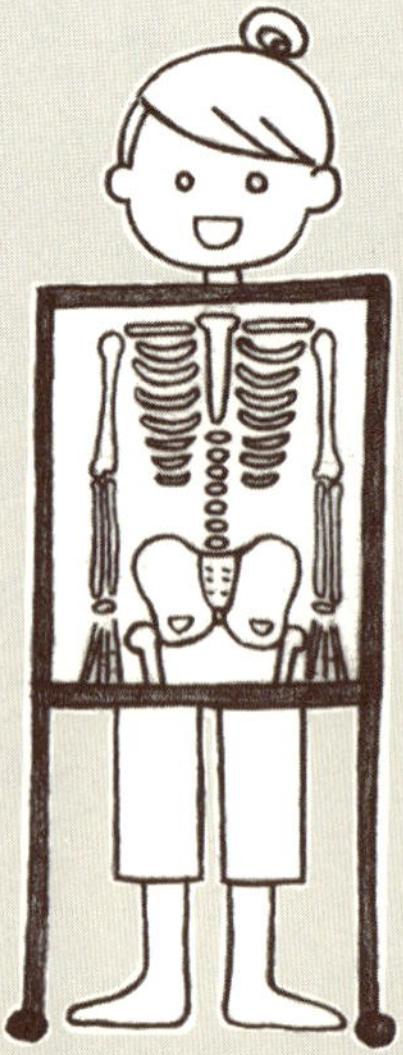

現実のカラダに連れ戻す作業。

僕はそれを「ズームイン」と呼びました。

これまでの章のズームアウトで得られた全体観を持ちつつ、再びズームインすること。

それは、優れた運動選手が、自然と行っていることでもあります。
たとえば、サッカーのミッドフィールダーの頭の中には、敵味方全員の選手の位置関係が、球場全体をズームアウトした映像として浮かんでいるでしょう。けれど、パスを出す時には、ピンポイントに精密にズームインしていきます。

その両方が出来る人が優れた選手であり、それはセラピストもまた同じ。
ズームアウトとズームインの統合によりクライアントのカラダを、立体的に・多層的に・深く、実感できることでしょう。
さぁ、準備はいいですか……ズームイン！

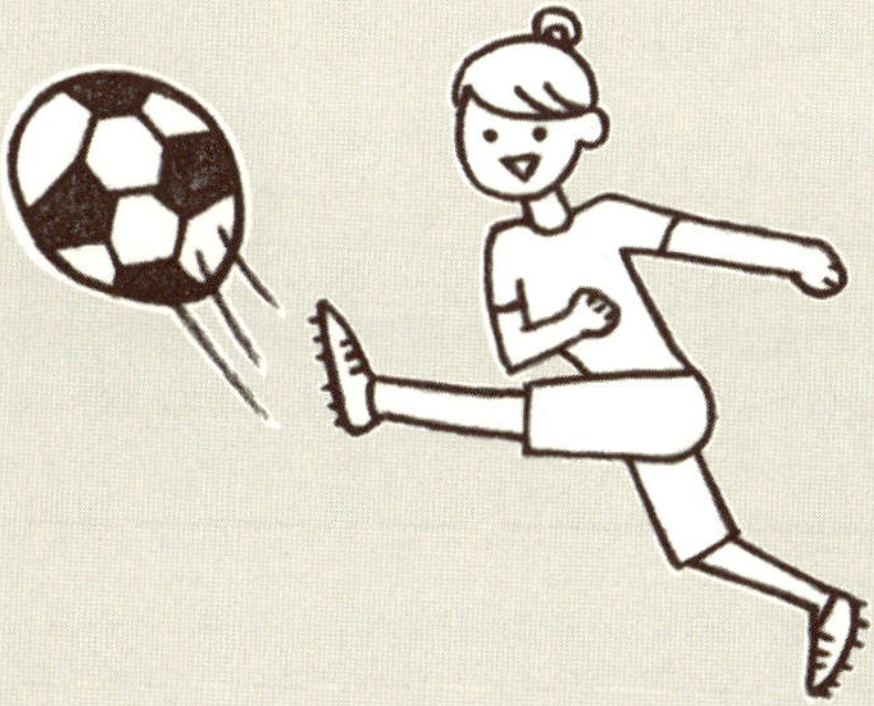

ZOOM IN 1

腕の付け根はどこ？
～慢性の肩こりの原因はこんな所にも！

あなたは、あなたの創り出したイメージの世界で生きている！

最初に　簡単なワークから始めましょう。

まず、目を閉じてください。次に人差し指で鼻をさわります。そして耳を触ります。次に口、眉毛……、いろいろ触ってみましょう。

みんな、ちゃんと触れましたか？

「当たり前でしょ、自分のカラダなんだから！」

……はい、確かに。

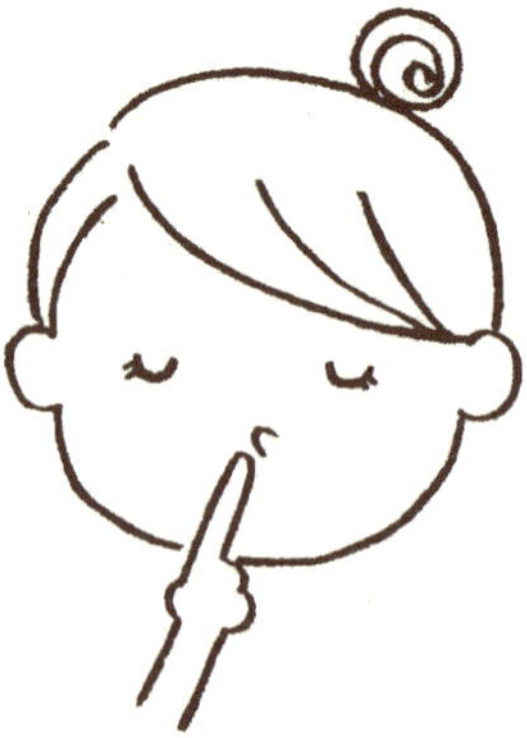

　でもよくよく考えるとこれって不思議じゃないですか？　目で見て確認していないのに、僕たちは百発百中で、鼻や耳の位置を把握しています。いったい、カラダの中で、何が起こっているのでしょう？

　僕たちは、脳の中に〈私はこんな形で、ここが鼻で、ここが耳で……〉というイメージを持っています。そのイメージに従って、僕達はカラダを動かすことが出来るんだけど、それを創り上げたのは、みなさんの現在までの経験や思い込みなんです。

　ほとんどの人が、解剖学的にはもっと動かすことが出来るはずなのに、可能性があるのに、自分の創り上げた小さな枠の中で、カラダを動かしています。

　逆に言えば、そのイメージが変われば、カラダの可能性も変わるということ！　慢性の肩こりも、そのイメージのせいかも知れません。

　さぁ、それをカラダで実験してみましょう。

イメージが変われば カラダも変わる！

まず立ってみましょう。

左の腕の付け根だと思うところを、右手の人差し指で、押さえて下さい。

次に、その指で押さえたところを中心に、鳥が羽ばたくようにパタパタ動かしてみてください。

どうかな？　そのときの腕や、肩甲骨の動きを良く感じてみましょう。

あまり肩甲骨が動いていないのがわかりますか？

どうも、それではニワトリが必死に飛ぼうと、バタバタしてる感じの動きです。


では次に、指で鎖骨の上を内側に辿っていき、

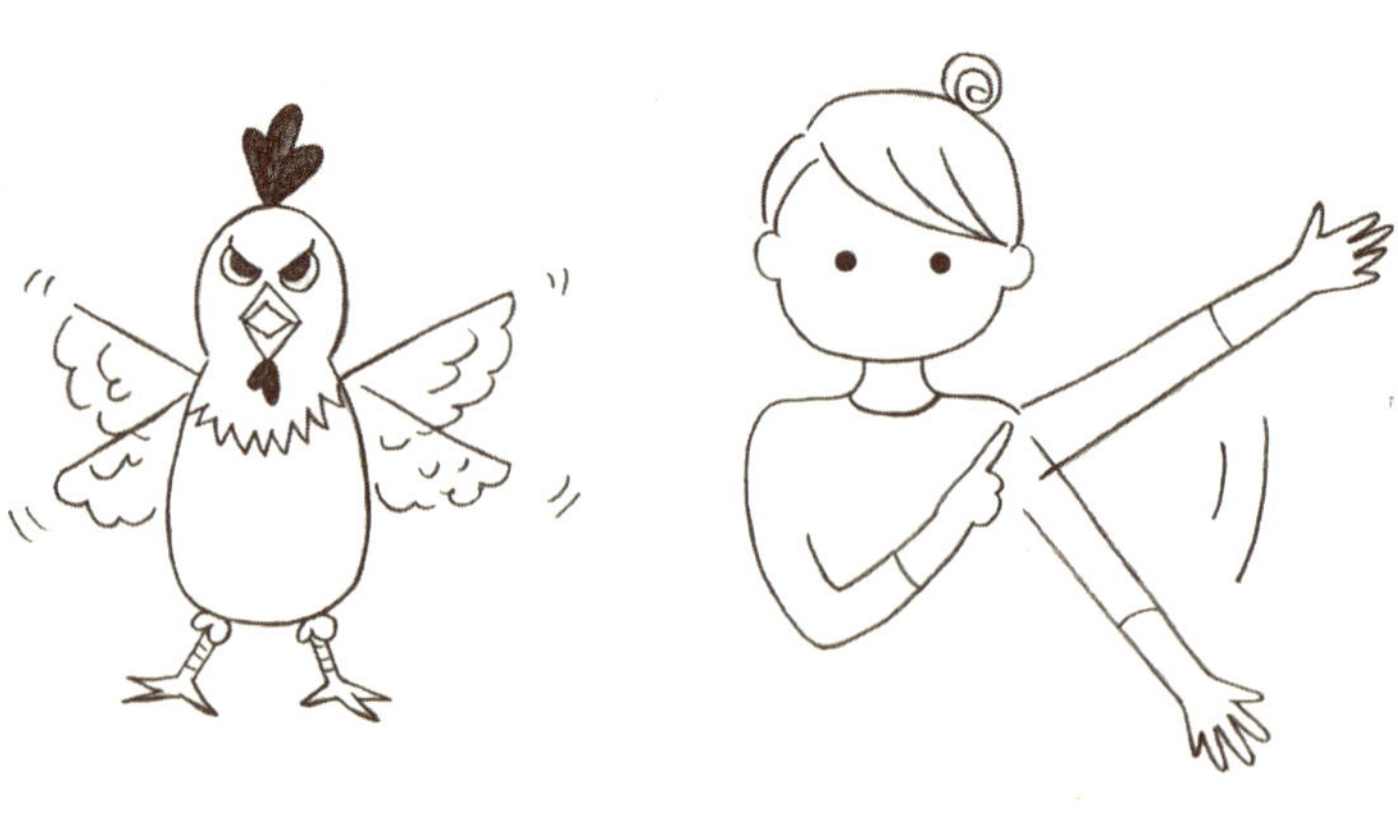

首の付け根のあたりで、ストンと落ちた所を触ってみてください。ここを胸鎖関節といいます。

右手の人差し指で、胸鎖関節を触りながら、さっきと同じようにバタバタと動かしてみて下さい。

いかがですか？　腕の動きと共に、今触っている、胸鎖関節が動くのがわかるでしょうか？

そして肩甲骨もさっきより大きく、まるで白鳥のように、優雅でダイナミックに動くのがわかるでしょう。

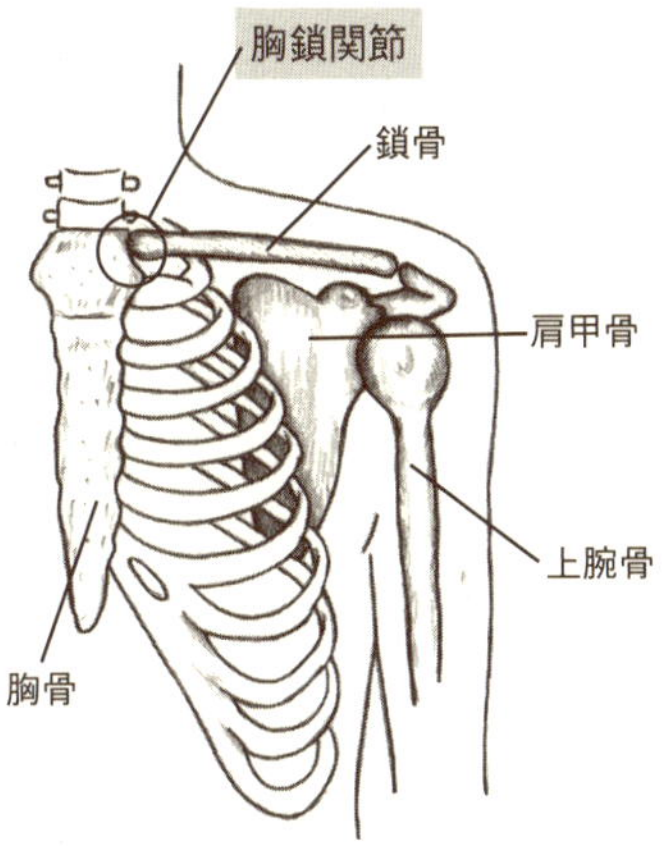

《胸部を前から見たの図》

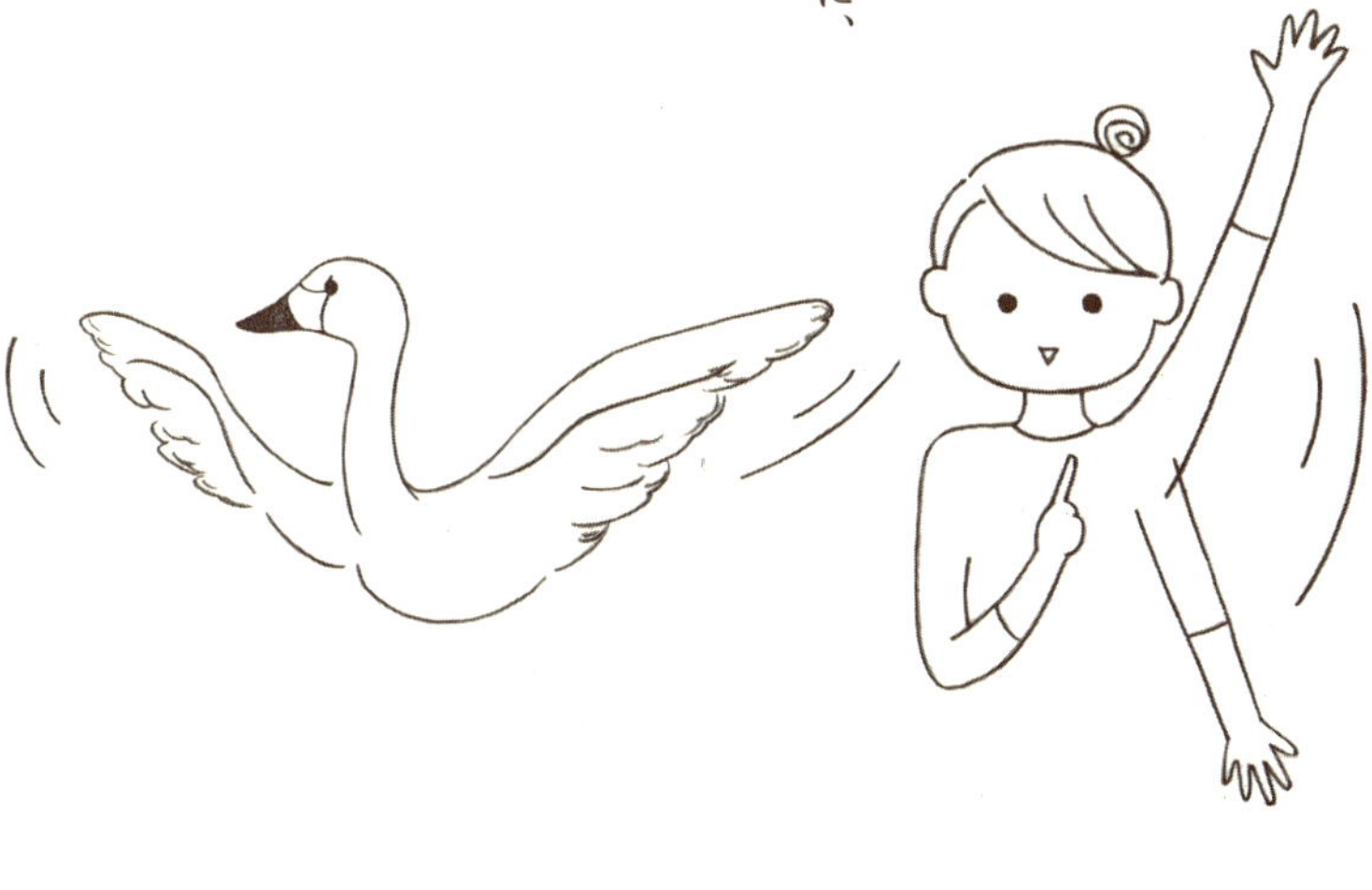

「私の腕は肩から生えている」というイメージを持っている人は、肩甲骨の動きが少なく当然、慢性的に肩もこりやすくなるでしょう。

そのイメージを解剖学的に正しいものに書き換え、自ら実感させてあげると、カラダの動かし方が変わってきます。

何よりも普段のカラダの使い方が変わることで、じんわりと着実な変化がカラダに現れてくることでしょう。


まず、みなさんが、自らのカラダで実感できたなら、肩こり・四十肩などのクライアントさんにお伝えしてみましょう。

クライアントにお伝えする時も、言葉だけではなく、カラダで実感させてあげることが大切です。

「ほんとうに変わるね！」と実感した時、人は自ら変わっていくのです。

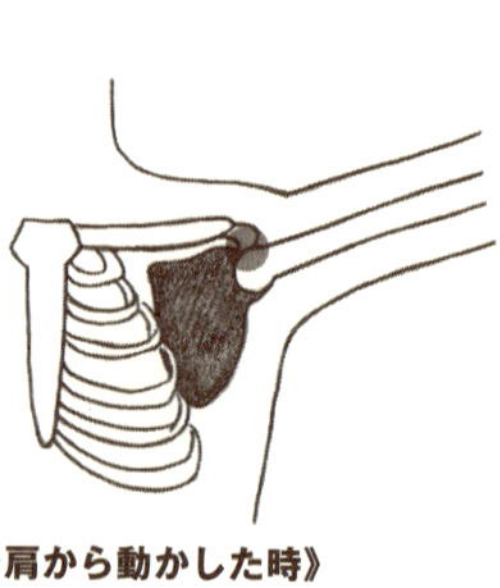
《腕を肩から動かした時》

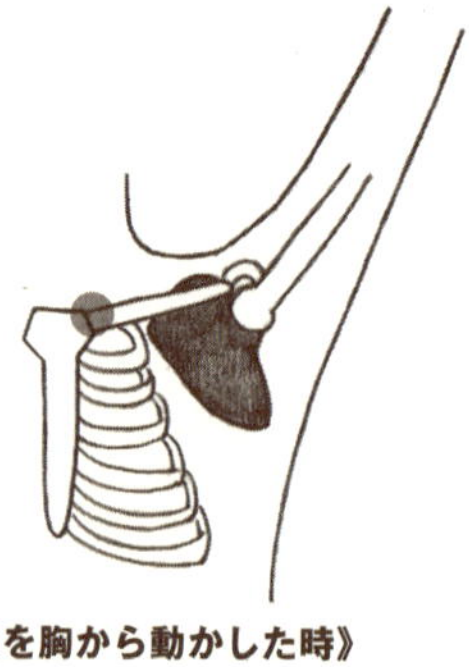
《腕を胸から動かした時》

【まとめ】

◇私たちは、自分の思い込んだ「カラダのイメージ」の中で生きている。

◇ほとんどの場合、そのイメージは本来のカラダの可能性を１００％活かしきれていないことが多い。

◇そのイメージを解剖学的に正しいものに書き換えてあげることで、カラダの可能性は大きく変わっていく。

◇腕の付け根が、胸鎖関節であるとイメージできると、よりダイナミックに肩甲骨が動き、肩こりも楽になる。

ZOOM IN
2

腰を痛める原因は、こんなところにも!?

さぁ今回は、脚の付け根にズームインしていきましょう。

まずは簡単なワークからはじめましょう。
では、両脚で立って下さい。その状態から、
ゆっくりと前屈をしてみましょう
（身体測定でよくやる「立位前屈」ですね）。
さて、ここで注目したいのは、「どのくらい曲がるか？」
よりも、「どこから曲げているか？」です。
みなさんはどこを曲げていますか？
多くの人は、ヘソの少し下あたりから、
カラダを曲げようとします。
でも実は、そのあたり＝腰椎は、ほんの少しだけしか

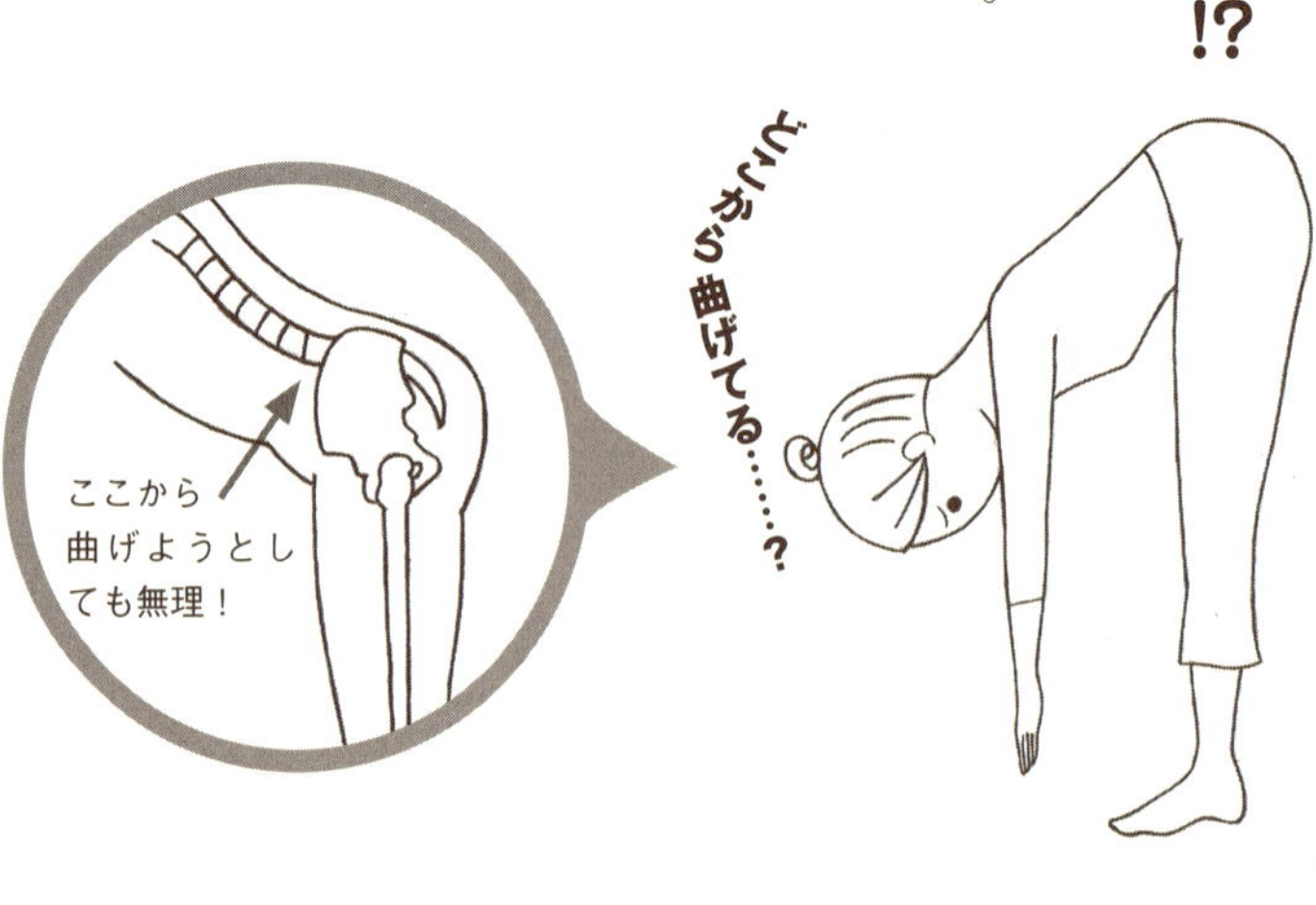
どこから曲げてる……？
ここから曲げようとしても無理！

曲がらない場所なんです。
それを、「私はカラダが硬いから、何とか頑張って柔らかくしなくちゃ！」と無理に曲げようとすると、極端な場合、腰椎椎間板ヘルニアにもなりかねません。

正しい脚の付け根はどこ？

では、前屈するときはどこから曲がるのが一番理にかなっているのでしょうか？

そうですね、股関節です。

ただ股関節と一口に言っても、カラダの奥深くにあり見えない場所ですから、正確にそのありかを理解している人は、案外少ないものです。

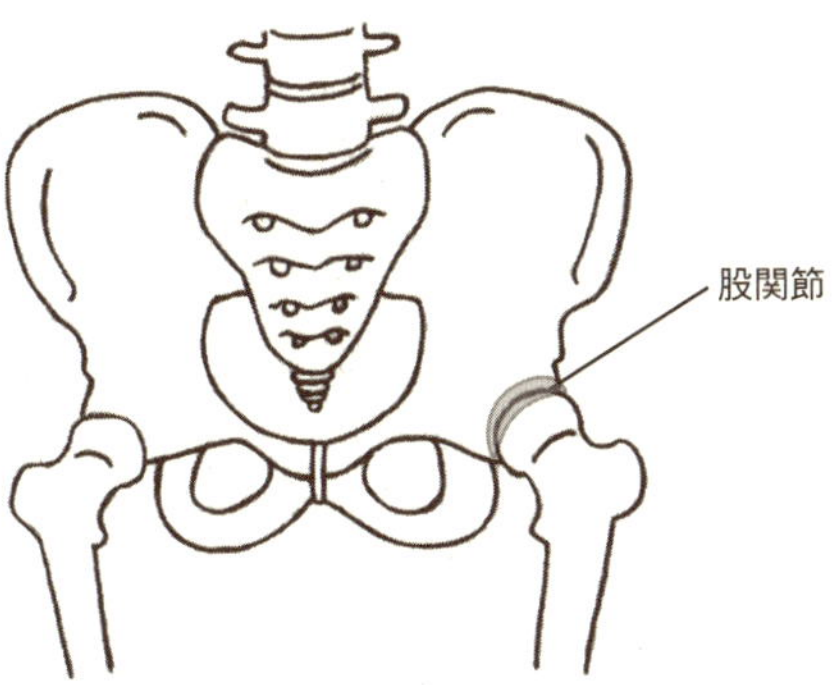

《骨盤を前から見た図》

では、股関節の位置をカラダに落とし込むために、
自分で触ってみましょう！
まず立って、鼠径部のほぼ中央、
骨盤の幅を4等分したラインを目安にして、
股関節を探ります。
足を逆八の字にして、膝をなるべく
曲げないようにしながら、応援団のように
腰を突き出してみると、その部分がぐいっと
盛り上がってくるのがわかるでしょうか？
腰をグルグル動かしてみると、その盛り上がりを中心に、
ぐりぐり動くのがよくわかると思います（※）。
そこが股関節だということをカラダに
落とし込むために、今の場所を指で触ったまま、
先ほどと同じように前屈してみましょう。
いかがですか？　さっきよりスムースに前屈できましたか？
このように、細かいカラダのパーツを、より精密にカラダに落とし込む

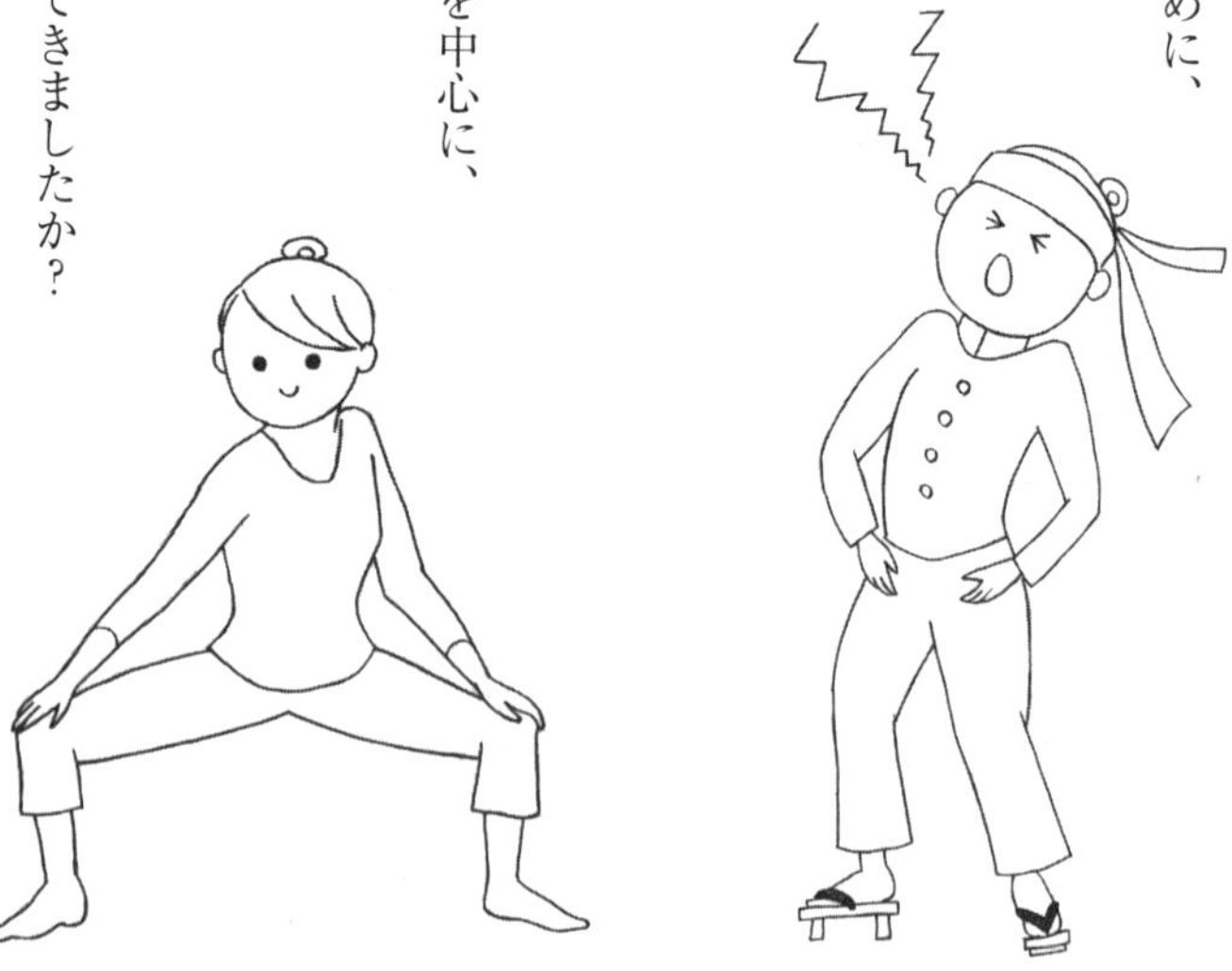

※　実際には大腿骨骨頭はさらに奥深くにあることから、大体の目安ということで理解してください。

作業は、より安全でパフォーマンスの高いカラダの使い方のために、とても大切なことです。

イチロー選手が準備運動で行っている、腰を割り込んで股関節を広げる運動は、ストレッチという意味と共に、カラダに股関節を落とし込む意味もあるのかな、と思っています。

付け根はかわる

「脚の付け根は股関節なんだよね」というのは理解できたと思います。でもそれはあくまで、前屈するときの「付け根」で、たとえば歩いている時は、股関節を付け根にはしていません。

そう「付け根」はカラダの使い方やイメージで、どんどん変化するものなんです。

股関節だけを使って歩いているなんて、サザエさんの最後のシーンくらいのものですよね（笑）。

では歩く時の脚の付け根は、いったいどこなのでしょう？

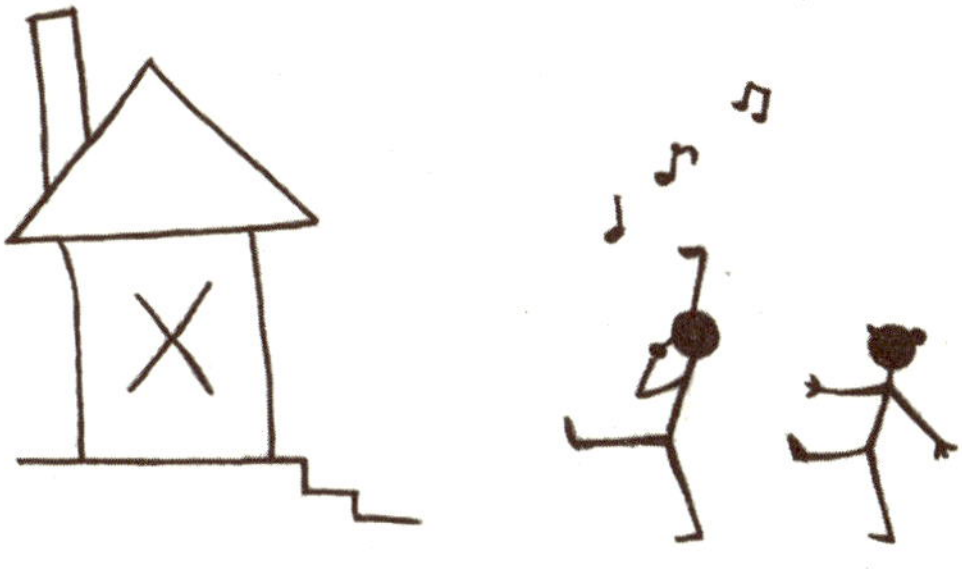

四つん這いで観察してみよう！

下の図は、骨格模型を四つん這いにして、上から見た図です。

カラダの全体を、ぼんやりと眺めて見てください。

背骨〜仙骨へと続くボディ（体幹）の流れと、足〜脚と続く流れが交わるのはどこか？

そうです、仙骨と腸骨の間＝仙腸関節で、ボディと脚が交わっているのがわかるでしょうか。

つまり仙腸関節こそが　脚の付け根なんです。

仙腸関節は、強力な靭帯によって固定され、ダイナミックに動く関節ではありませんが、ミリ単位の可動性を持っています（※）。

では、触ってその動きを実感してみましょう！

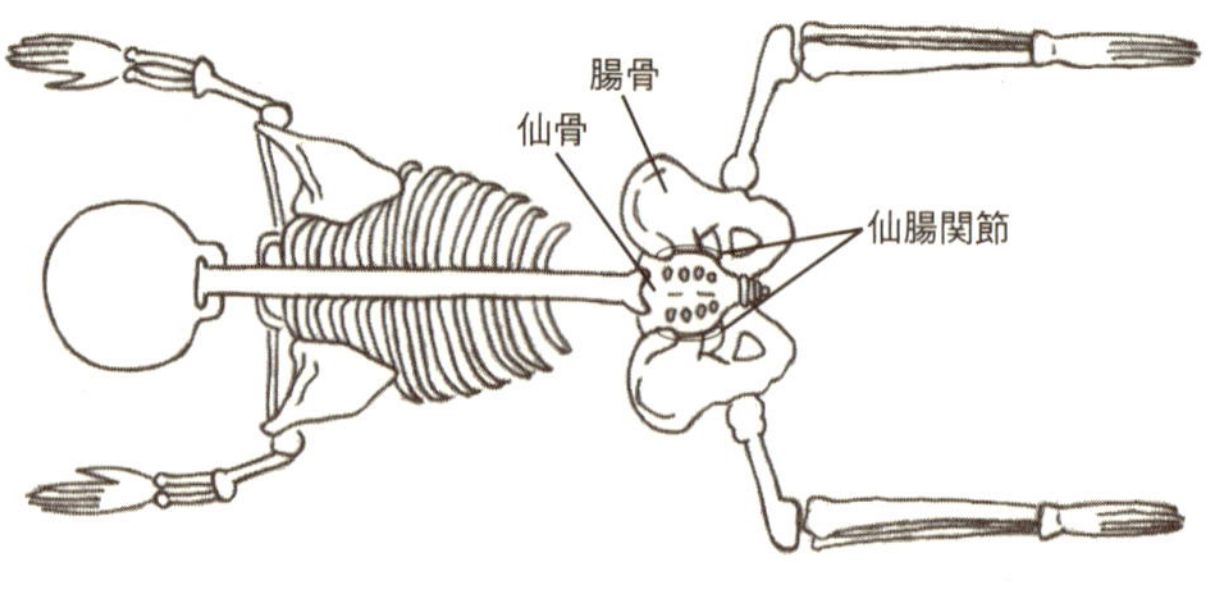

※　仙腸関節は全く動かないという意見もあります。

仙腸関節を触ってみる

まず目印を見つけるところからスタート。先ほど股関節を触るときに行った応援団のようなポーズをしてみてください。

そのときお尻にキューピーちゃんのエクボのようなくぼみができます（女性の方は、男性より脂肪の層があるため少しわかり難いかもしれませんが……）。

そのくぼみを触ったまま、軽く前屈していくと、逆にそこがもりあがり、骨のコブのような所に触れることができます。

それを上後腸骨棘《ジョウコウチョウコツキョク》というのですが、別に名前を覚えなくてもＯＫです。

ここから指１本下・内側のあたりから仙骨に沿ってあるのが、仙腸関節＝脚の付け根です。

さぁ、そこを触りながら、脚全体を大きく動かしてみましょう。すると、仙腸関節が、ほんの少し動いていているのを感じられると思います。

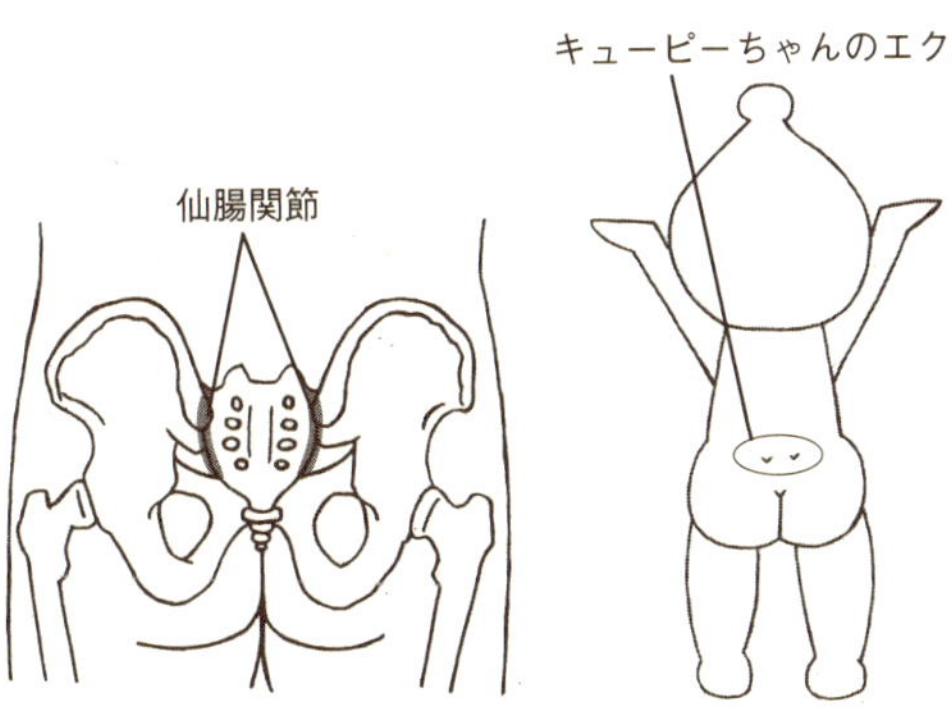

《骨盤を後から見た図》

さらに長い脚をイメージして！

仙腸関節を意識できるようになったら、さらにもっと長い脚をイメージしてみましょう。たしかに骨の付け根は、仙腸関節なのですが、脚を動かす筋肉はさらに上のほうに付いています。

それが大腰筋です。**大**腿骨と**腰**椎をつないでいるから、**大腰**筋というのですが、その一番上方は胸椎の12番くらいからスタートしています。

胸椎12番というのは「小さく前にならえ」をした時の、ほぼ肘の高さになります。つまりここのあたりを付け根に、脚が動き始めるということです！

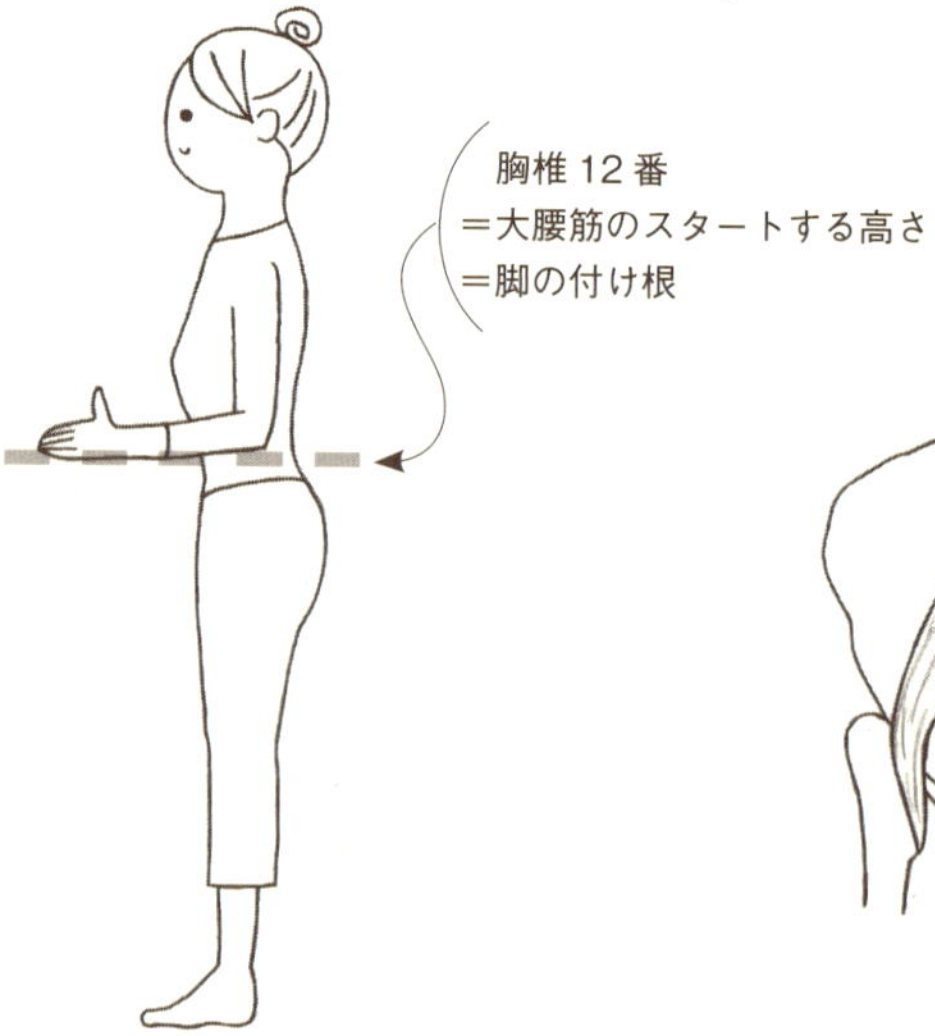

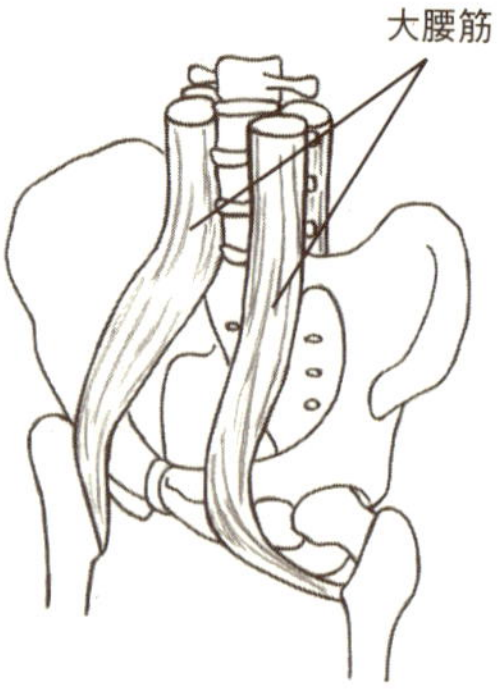

「肘の高さから脚が生えているんだ！」と自分でイメージしながら歩いたり、水泳のバタ足をしたりすると、よりしなやかで、より効率よく、より安全に脚が使えるということです。

ベルトの位置をそのあたりに持ってきて歩くと、イメージしやすいかもしれません。より長い脚を、ぜひ実感してみてください！

股関節から肘の高さまで、短時間のうちに脚の長さが随分長くなりましたが（笑）、このような正確なイメージを持つために大切なことは、触ったり動かしたりしてカラダで実感することです。

【まとめ】

◇股関節から始まっているというイメージの強い〝脚〟って、じつは肘の高さからすでに始まっているのだとイメージすると歩き方が大きく変わる。

ZOOM IN 3

あなたの知らない頸のおはなし

正面・表面のイメージと後面・背面のイメージ

さあ、今回は、頸の付け根にズームインしていきます！

今回はこんな質問から始めたいと思います。

「あなたの頚椎はどこからどこまでか、両手でその始まりと終わりを指差してください」

いかがでしょう？　案外難しいと思いませんか？

これがもし、「あなたの鼻はどこからどこまでですか？」という質問ならどうでしょう？

簡単ですよね……。目をつぶっていても「ここからここまで」と示すことができます。

僕たちは、普段よく眺めているカラダの前面や、表面のイメージなら、非常に正確にできているのですが、あまり見ることのない後面や内部については、ほとんどイメージができていません。

たとえば、「胃はどこにあるか触ってください」と言われても、ほとんどの人が困ってしまうのは、カラダの内部はイメージしにくいからです。

そして、多くの人は自分の首を、いつも見慣れた映像から、こんな風にイメージしています。果たしてそれは解剖学的に正しいものなのでしょうか？

さぁ、実際に触って確かめてみましょう。


首って、どこからどこまで？

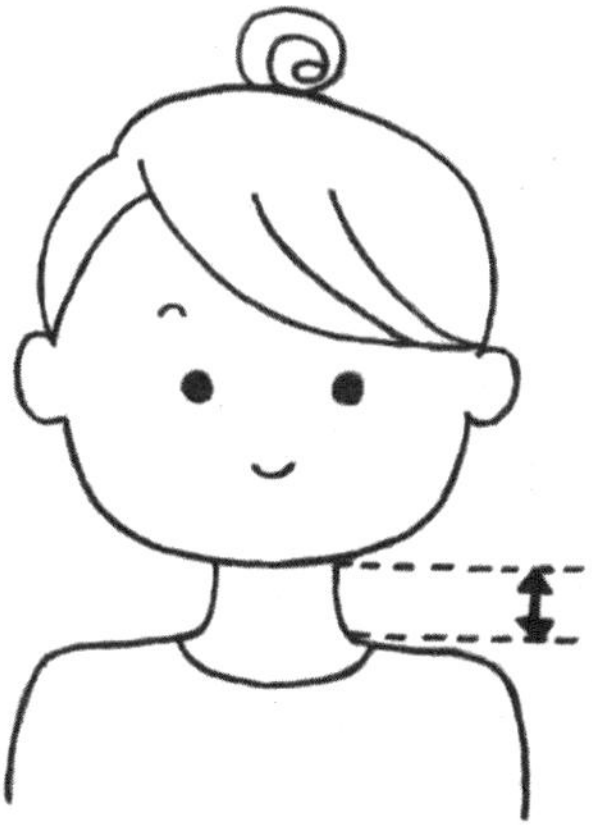
私たちが普段イメージしている
頸の長さは、意外と短い!?

頸のつけ根はどこ？

頸のつけ根は、だれでも簡単に見つけられますよ。
頸の付け根＝頚椎7番は、軽く頭を前に倒し、
後頭部から頸をなでおろしていくと、
自然に手が止まる大きな出っ張りのところ。
それが頚椎7番の棘突起です。
そこに触ったまま、頸〜頭を大きく動かすと、
頚椎7番を中心にしたダイナミックな動きを
感じることができます。
7つある頚椎のなかでも、
大きく動きやすいように作られている場所なので、
深くうなずく時、私たちはここを使いながら頭を下げます……ウ〜ム。

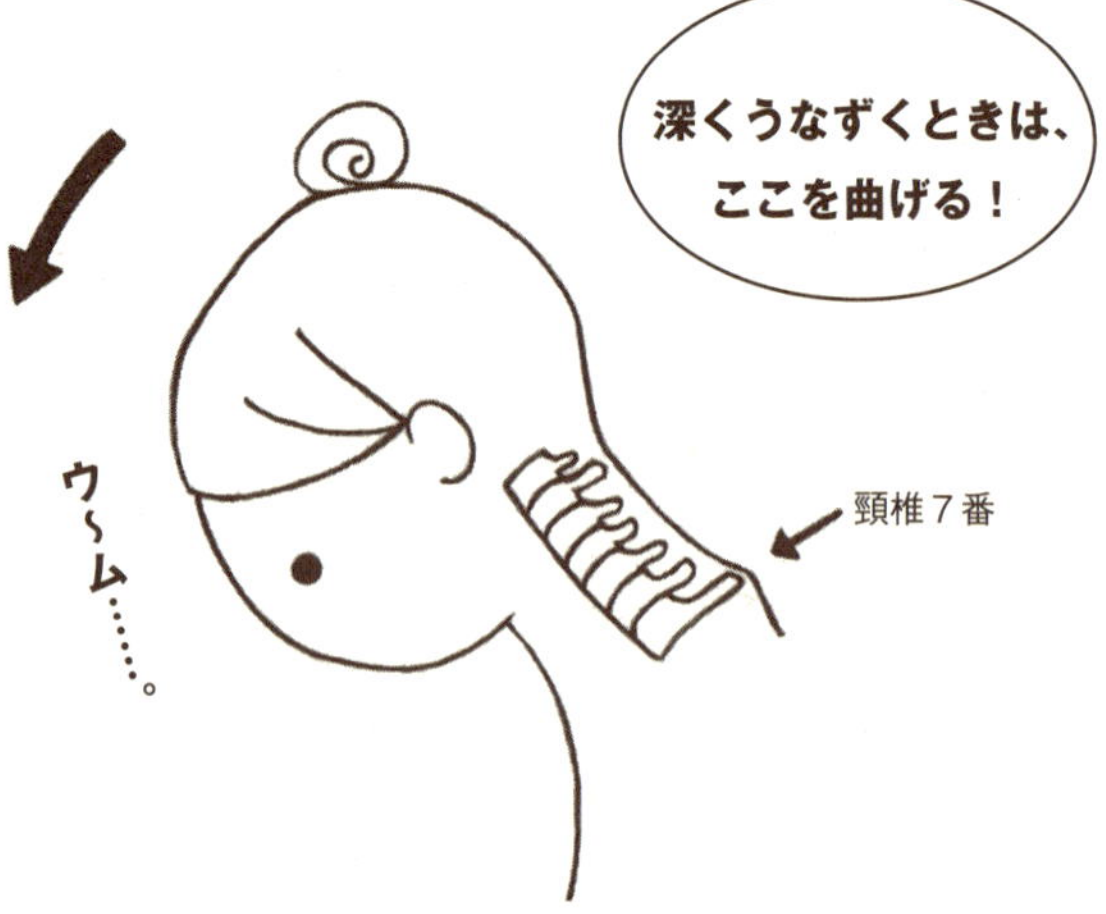
深くうなずくときは、
ここを曲げる！
ウ〜ム……。
頚椎７番

頸の始まりはどこから？

次は頸椎の上部を触っていきましょう。

頸椎7番よりは、見つけるのが難しい頸の始まりですが、大切なところなのでぜひトライしてみてください！

まず、正座か、椅子ならば深く腰掛けて、背筋を伸ばしてみましょう。

次に、軽く顎をひいたまま、頭を後ろに傾けます。

そのまま、後頭部を上から下になでおろすと、ぼこっと盛り上がったその下に、柔らかい部分があります。

俗に「ボンノクボ」と呼ばれる部分です。

ボンノクボを触りながら、さらに下に指を進める時、一番最初に触れる硬いグリグリ。それが頸椎2番の棘突起です。

その部分を指で触ったまま、頸はできるだけ固定して、頭だけ廻してみてください。

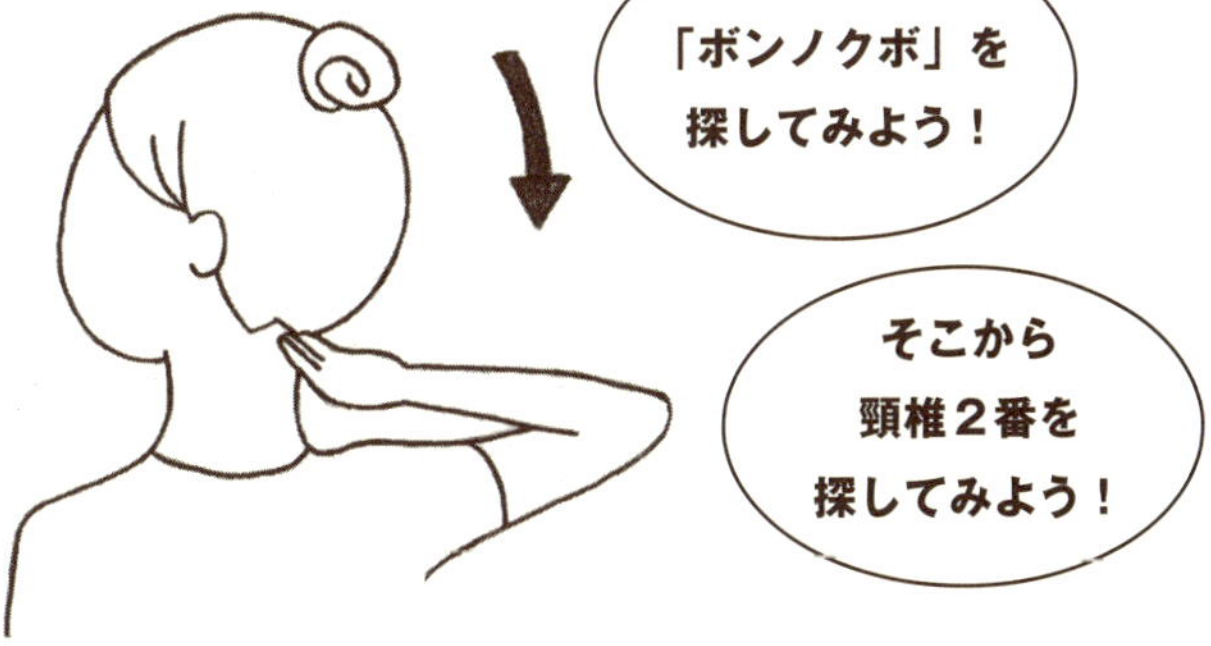
「ボンノクボ」を
探してみよう！
そこから
頸椎２番を
探してみよう！

ちょうど、頚椎2番のあたりが中心となって、頭を動かせるのが感じられるでしょうか？

高さの目安は、鼻の下のラインになります。

そう、頚は顎の下から始まっているのではなく、鼻の高さから始まっているのです。普段イメージしていた所より、随分上にあるのを感じることができましたか？

先ほどの深いうなずきと違い、軽く相槌を打つ時、私たちはここを使っています……フムフム。（※）

えっ？　それが何か問題でも？

さて、頚の始まりである頚椎2番と、頚の終わりで

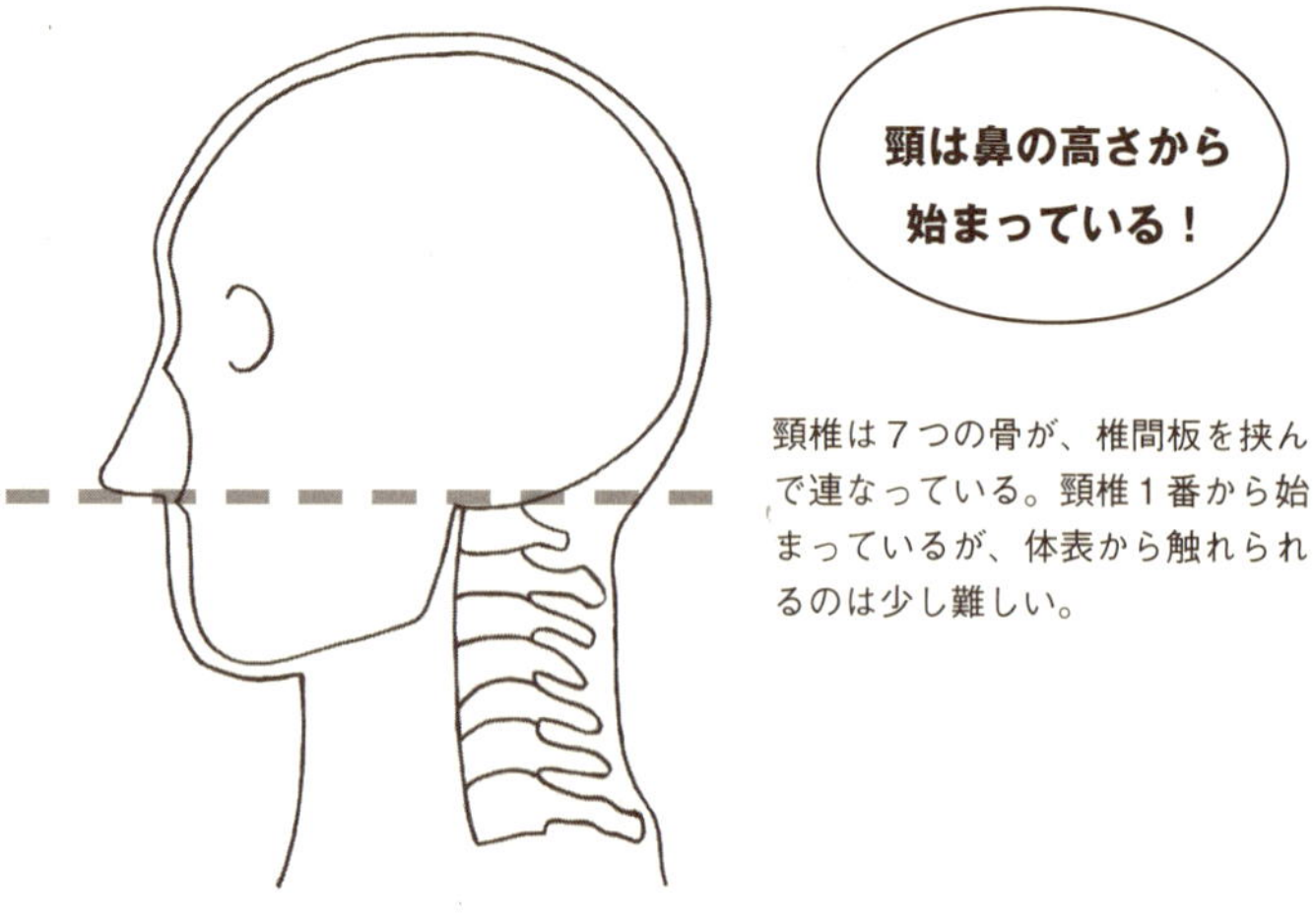

頚椎は7つの骨が、椎間板を挟んで連なっている。頚椎1番から始まっているが、体表から触れられるのは少し難しい。

※　頚椎はもちろん1番から始まっているのですが、体表から触りにくいため、比較的触れやすい頚椎2番の位置を「頚の始まり」と表現しています。

ある頚椎7番の両方を確認し、

「頚って、イメージしていたよりも長いんだ、鼻の高さから

頚はあるんだなぁ」

ということが、理解できたと思います。

で、大切なことは「だから何なの？」という所ですよね。

それがセラピーや美容にどう繋がるのでしょうか？

先ほど触った、頚椎2番と7番は、頚のなかでも

とても動きのよい場所です。

軽やかな動きができる頚椎2番（上部）と、

ダイナミックな動きができる頚椎7番。

その両エースがうまく働く時、頚はしなやかな

動きをします。

体幹と頭をつなぐ頚がしなやかに動くという

ことは、そこを通っている血流やリンパの流れも

スムースになるということ。

ところが、短い頚のイメージしか持っていない人は、

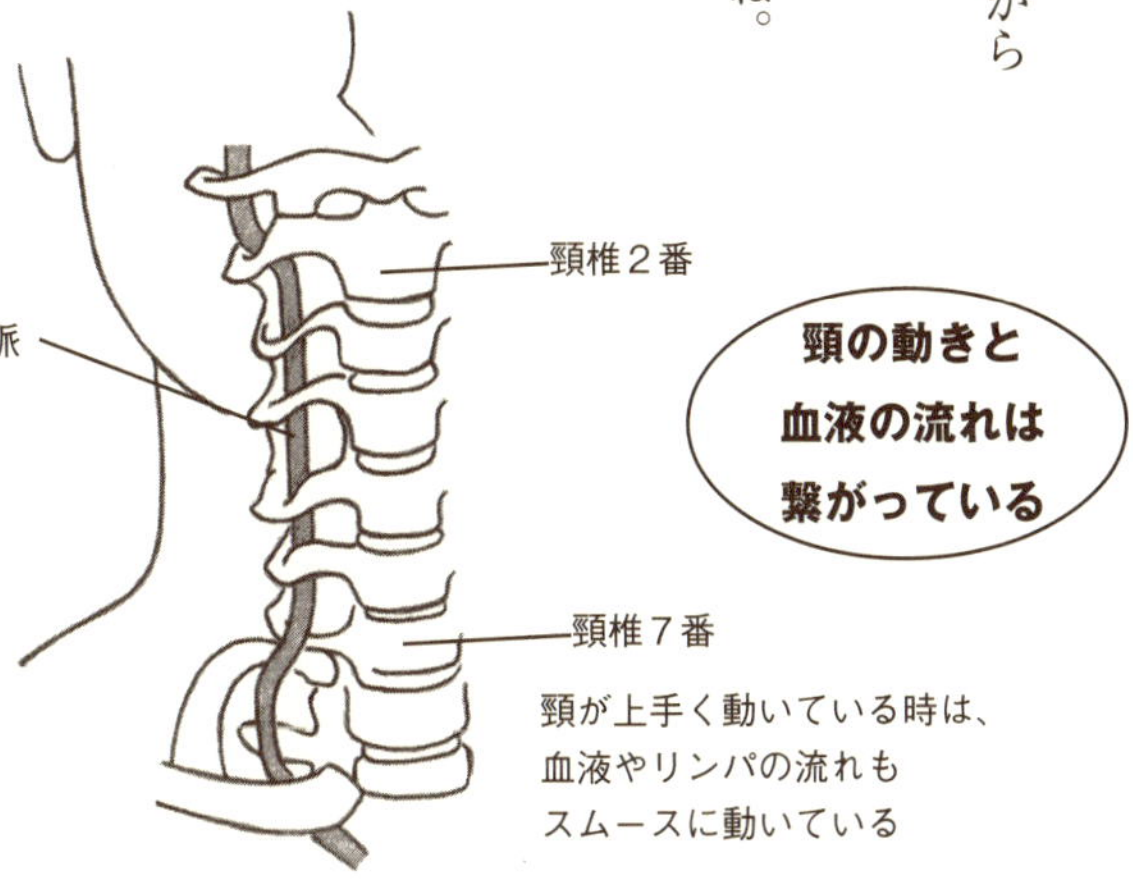

頚が上手く動いている時は、
血液やリンパの流れも
スムースに動いている

頚がしなやかに使えず、脳や顔の血行・リンパの流れが滞り、むくんだり、眼も疲れやすくなったりする……わけです。

逆に、デスクワークで眼やアタマを使いすぎた時、首を回したり、トリートメントしたりすると楽になりますよね。

頸椎上部をスムースに動かすために

まずは、みなさんの動きをチェックしてみましょう。耳の穴から指1本分前・下の所でア～ンと口を開くと凹ができるところ、そこに顎関節があります。

両手の指でそこを触りながら、左右の顎関節を串刺しにする1本の棒が通っているとイメージしてください。

その軸を中心に、頚の上部だけで軽くうなずきます。

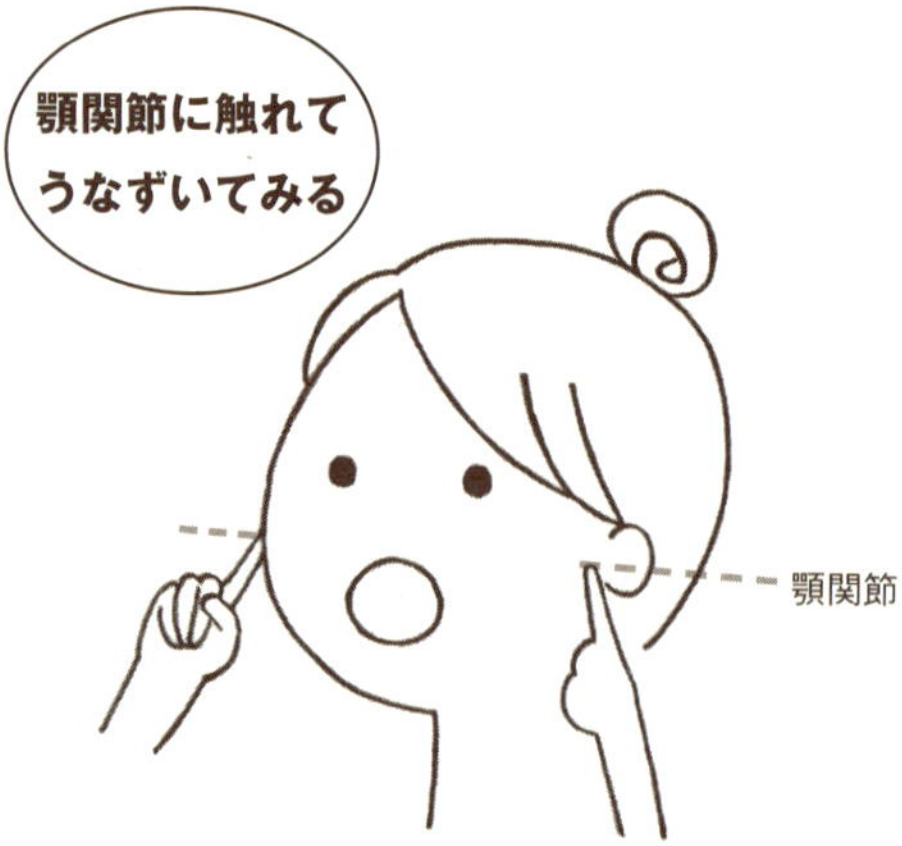

これが、後頭骨／頚椎上部を使った動きです……、できましたか？

この軽やかな動きができない人は、普段からあまり頚椎上部を使えていないのかもしれません。

では、どうすればいいのでしょう？

まず第1歩は、イメージの書き換えです。

「頚はここから始まっているんだよ」と、頚椎2番を触りながら、そこを動かすことでカラダに教え込みます。


次は、舌や前頚部の緊張を緩めることです。

ズームアウト編のP66で少し紹介しましたが、頚の筋肉は、舌の付け根にある舌骨という骨と複雑に繋がっています（唾を飲み込む時、喉がごくりと動くのがわかりますよね）。

私たちは、緊張したり、言いたいことをグッと飲み込もうとする時、これらの筋肉を緊張させ、舌も緊張させ、頚の動きが強張ってしまいます。

逆に言えば、舌や前頚部のストレッチにより、頚の動きもスムースになるはずです。

早速試してみましょう。

アタマを後ろに倒しつつ、亀のように頚の前を上に伸ばしていきます。

手は頚の前を下に引くようにして、鎖骨から顎までを心地よくストレッチしていきます。

同時に、舌を上に伸ばすようにすると、よりストレッチが強まるでしょう。

ストレッチをした後で、先ほどの顎関節を軸にした動きを試してみると、随分と頚の動きがスムースになっていると思います。

カラダは物理的な要因だけでなく、イメージや心の状態によっても大きく影響を受けている……。これはセラピーを理解するうえでも、とても大切なことですね。

頚の動きがスムースになるストレッチ

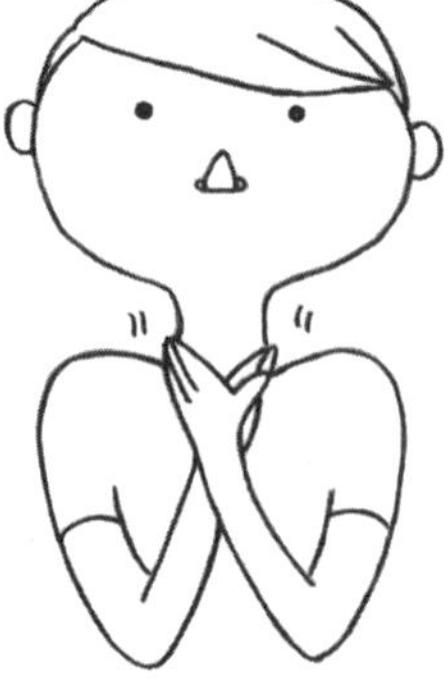

鎖骨から顎まで、気持ちいいストレッチができたと感じたら、ストレッチする前より頚が動きやすくなっているはず

【まとめ】

◇頸はアゴの下からではなく鼻の下から始まっている。

◇しなやかな長い頸がイメージできると頭や眼の血行も良くなる。

◇言いたいことを飲み込んだり喉が緊張すると頸の動きも悪くなる。

column 6

「私」という思い込み

「それまで思い込んでいた、カラダのイメージが変わることで、動き――つまりカラダの使い方が変わる」

この章では、そんなお話をしていますが、それはカラダに限らず様々なところで言われていることだと思います。

「自分で創り出した〝限界〟という枠」という言い方ができるかもしれません。

例えば、それまでリーダーシップのなかった人が、社長の椅子に座ったら、それらしく振る舞えるようになったとか……。そういった類の話です。

アインシュタインは、そんな思い込みについて、こんなことを述べています。
「一人の人間は、我々が宇宙と呼ぶ、全体の一部である。
人間は、自分の思考や感情で、他の部分と独立したものとして、
それを経験するが、これは人間の意識による錯覚なのである。
我々にはこの錯覚が、一種の枷となっている。」

まぁ、平たく言っちゃえば、
「みんな、あなたと私は、別々の存在だと
思っているけど、それは錯覚なんだよ」
ということ。

もちろん、私も「自分は自分。あなたとは違う」と
思っているのですが、それを「ああ、やっぱり思い込み
だったんだ！」と本当に腑に落ちたとき、この世界の在り様は、
きっと大きく変化するのでしょう。面白いですね。

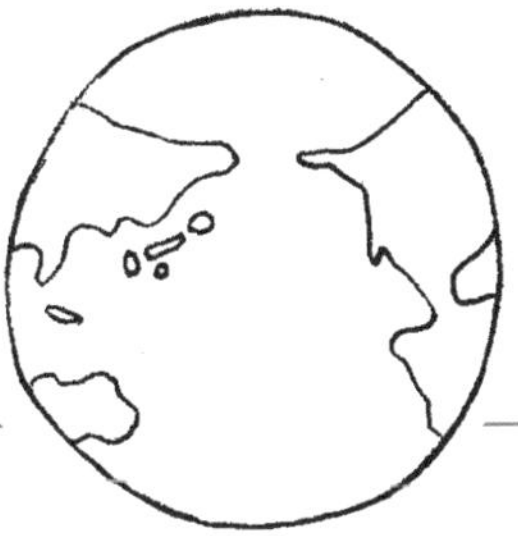

ZOOM IN 4

あなたの膝はどこにある？

膝関節ってどこですか？

今回も、簡単な質問からスタートしましょう。

あなたの膝関節はどこですか？　指差してみて下さい。

「えっ、そんなの簡単ですよ、ここが膝でしょ？」

はい……これは紙面なので、みなさんが正確に触れているかはわからないのですが、きっと多くの方は、膝のお皿と呼ばれる「膝蓋骨《シツガイコツ》」を触っていると思います。

実は、膝関節って、そこから少しずれた場所にあるんですよ。

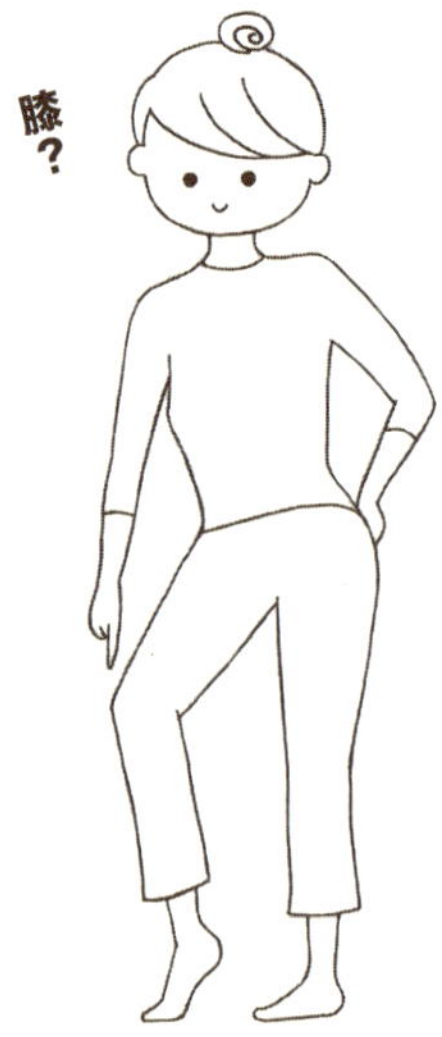

日々、クライアントの身体に触れているセラピストや治療家の方でも、正確に膝関節のありかを理解している人は少ないものです。

今日は、まず膝関節を正確に触れるようになることから始めたいと思います。

「でも、そんな細かいこと知らなくても、別に問題ないじゃない？」と思われる方もいると思います。

が、しか～し……後からお話しする、年配の方に多い膝関節のトラブルを理解する上でここはとても大切なことなので、しっかり確認しておきましょう！

まずは大腿骨と脛骨の触り方から

膝関節というのは、太ももの骨である〈大腿骨〉と、脛を作る骨〈脛骨〉との間の関節です。まず、その2つの骨を触れるところからスタートです。

〈大腿骨〉

その始まりは股関節ですね。この触り方は、ズームイン編のP104でご紹介しました。大腿骨のほとんどの部分は、分厚い太ももの筋肉の中を走るため、体表からは触れないのですが、一番下の部分でようやく触れることが出来ます。

体操座りをして、片方の太ももを両手で左右からはさんでください。

そのまま、しごくようにして手を下ろしていきます。

すると骨がイチョウの葉のように広がって盛り上がり、自然と手が止まる所がありますーーそれが大腿骨の終わりです。

（普段みなさんが想像しているより、骨って太いのを実感できるでしょ？）

〈脛骨〉

脛骨はいわゆる「すね」の骨です。体表から触れやすいので簡単に触れると思います。

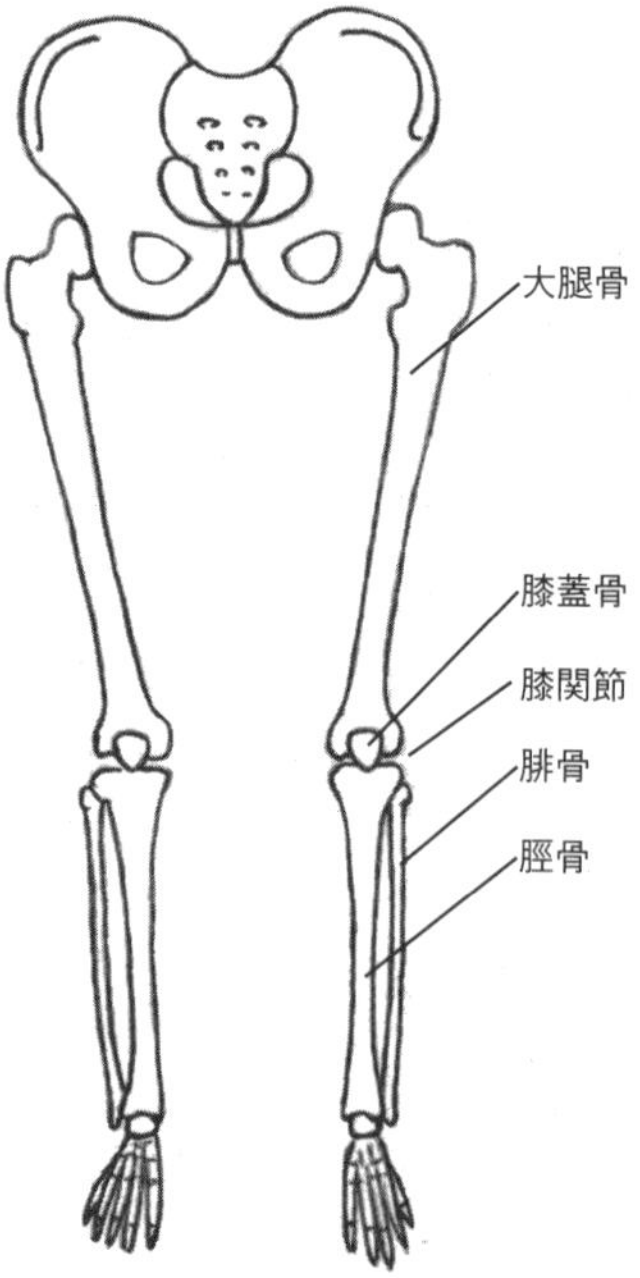

今度は下から触っていきましょう。

内くるぶし、ここが脛骨のスタートです。

そこから上に向かってすねの骨を触っていきます。

上のほうまで触って行くと、先ほどの大腿骨と同じように、盛り上がって手が止まるところがあります……、それが脛骨の終わりです。

2つの骨に触れられましたか？

膝関節を触ってみよう

大腿骨の終わりと、脛骨の終わりを確認できたら、膝関節まではもう一歩です！

今回は、よく痛めやすい内側の膝関節に触れてみましょう。

体操座りのまま、膝を90度くらいに折り曲げてみます。

さっき説明したように、「なでていくと盛り上がって止まる所」という探し方で、右大腿骨の下内側部分を左人差し指で、右脛骨の上内側部分を右人差し指で触ります。(文章で書くとややしそうですが、やることはシンプルですよ。ここであきらめず、ガンバって下さい!)

そっと骨を確認しながら、左右の指を近づけていくと ちょうど中間点くらいで溝のような隙間があるのを感じられるでしょうか? そうです、それが膝関節です! 内側の膝関節に触れることが出来たら、そこを触ったまま足を伸ばしてみて下さい。どうですか? 膝関節の位置って思ったより下にあるでしょう?

個人差はありますが、だいたい膝のお皿(膝蓋骨)の下部くらいになります。

よくある膝関節のトラブル

いま皆さんに確認してもらった内側の膝関節は 先ほども少し触れましたが、特に年配の女性にトラブルの多いところです。

内転筋という、太ももの内側にある、足をはさみのように閉じる筋肉群があるのですが、この筋肉は現代の日常生活であまり使わない筋肉なので、もともと筋力の弱い年配の女性は、内転筋が弱り、脚がO脚になり、こんな歩き方になります（※）。


どうですか？　こんな方で膝のトラブルに悩まされている方見かけませんか？

なぜそうなるかというと、O脚になると膝関節の内側にこのように、大きな負担がかかるからです。

そのため膝関節部に炎症をおこし、赤くはれて痛んだり、時には水が溜まったりする、「変形性膝関節症」になりやすくなります。

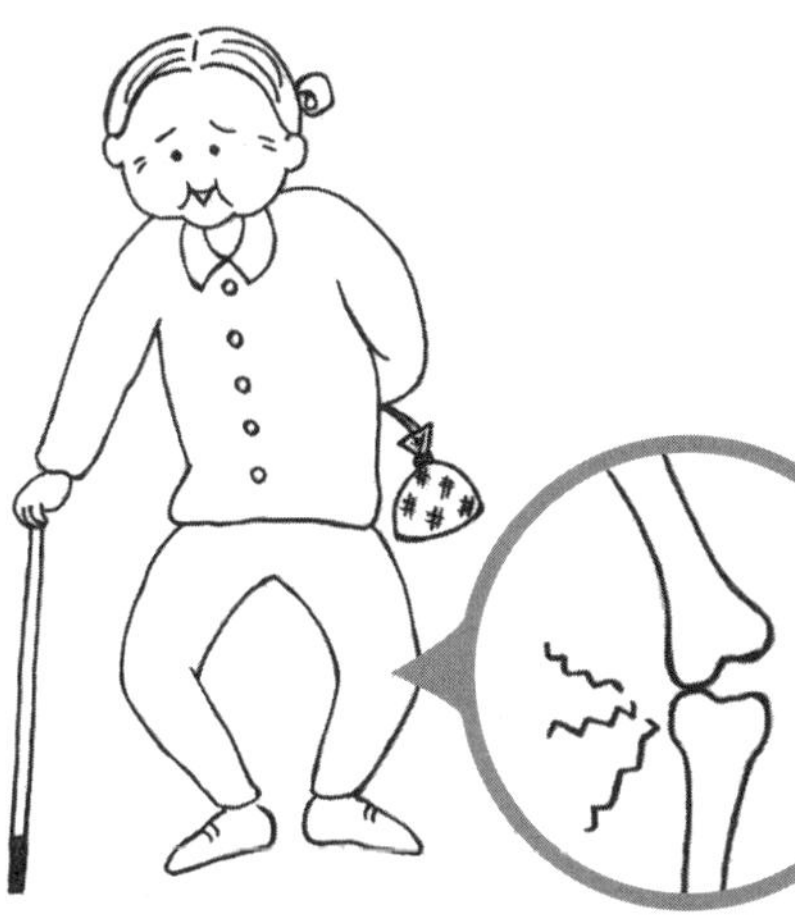

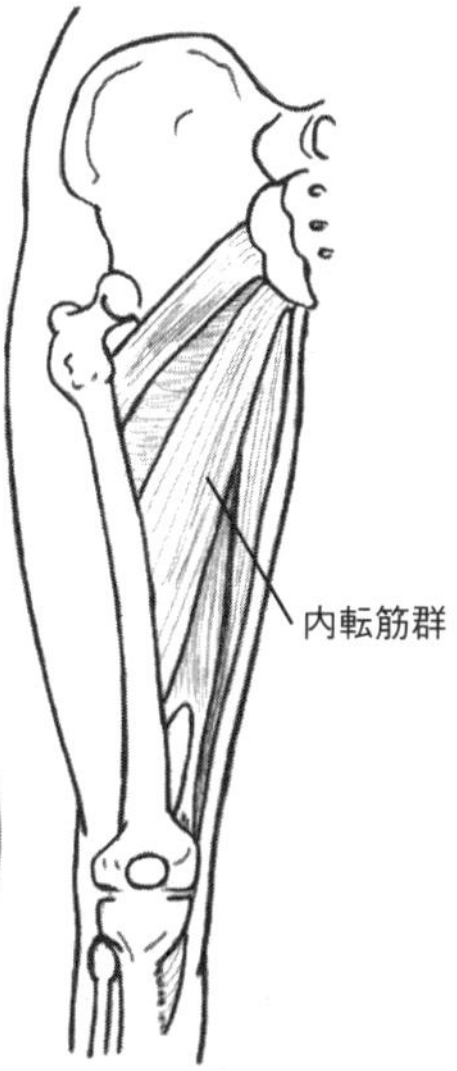

※　内転筋と共に　下腹部の筋力や骨盤底、大腿四頭筋・大腰筋の弱りなども原因の１つ。

膝関節に触れられる意味

もし、あなたのクライアントが、「膝が痛いんです」と訴えて来たとき、先ほど触ったように正確に膝関節を触ることで、腫れていたり、熱をもっていたり、触れただけで痛かったり、こんな兆候があれば、それは先ほど述べたような疾患と原因が疑われるということです。

でも、もしそうではないのなら、全く違う所に原因があるのかもしれません。

坐骨神経痛でも膝の裏に痛みを感じたりしますし、ランニングによる単純な筋肉痛かも知れません。

もちろん診断や治療は病院にお任せするとしても、基礎的な知識として、症状の理解ができれば、セラピーの組み立てや、アドバイスも変わってくることでしょう。

クライアントに信頼されるセラピストとして、正確な理解を深めておくことは大切なことですね（※）。

※ ここでは具体的な施術方法や、クライアントへのアドバイスは紹介しませんが、予防の為の筋力強化方としては　ズームアウト編 P19 でご紹介したスクワットは非常に有効です。但し、症状の出ているときにはかえって悪化させたりしますのでご注意下さい。

【まとめ】

◇膝関節は、思ったより下で、大腿骨と脛骨の間にある。

◇内転筋の弱りなどにより、O脚になると膝の内側に負担がかかり痛めることがある。

◇膝関節を正確に触れることは、その症状を見極めるための第一歩。

ZOOM IN 5

呼吸と骨盤の繋がり

最後に学んでいくのは、心と身体・自律神経をつなぐ呼吸についてです。

呼吸の仕組みを簡単に

セラピストのみなさんなら「横隔膜」という名前くらいは聞いたことありますよね。そう、焼肉屋さんでいう「ハラミ」です！　学校では代表的な吸気筋と習ったと思いますが、「自分の身体でいうと、どの辺にあるの？」という実感レベルで正しく認識できる人は少ないものです。まずは、その位置を確認することからスタートしましょう。

左の図は、左側面から胸腹部を見た図です。

太い線で囲まれた空間を腹腔と呼び（魚でいうと、はらわたが入っている所です）、その中に、腸や肝臓などの内臓が入っています。

その腹腔の上部のふたにあたる、ドーム状の筋肉が「横隔膜」です。ちょうどパラシュートのような形をしていますね。

図を見ていただくとわかるように、ドームの最上部はほぼ胸の高さまであります。


多くの方はみぞおちのあたりに横隔膜をイメージしているのですが、それよりも随分上なんです（※）。

女性の方は、ブラジャーの高さにほぼ一致するイメージをしていただくといいと思います。

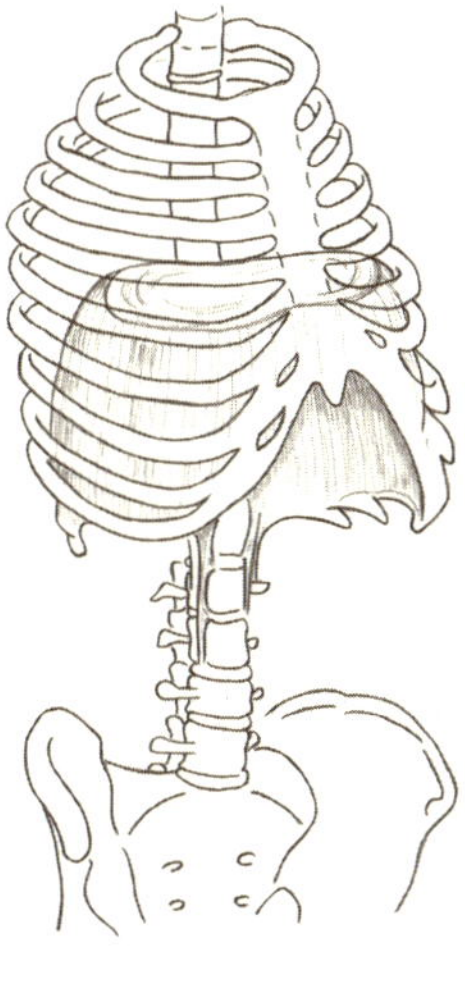

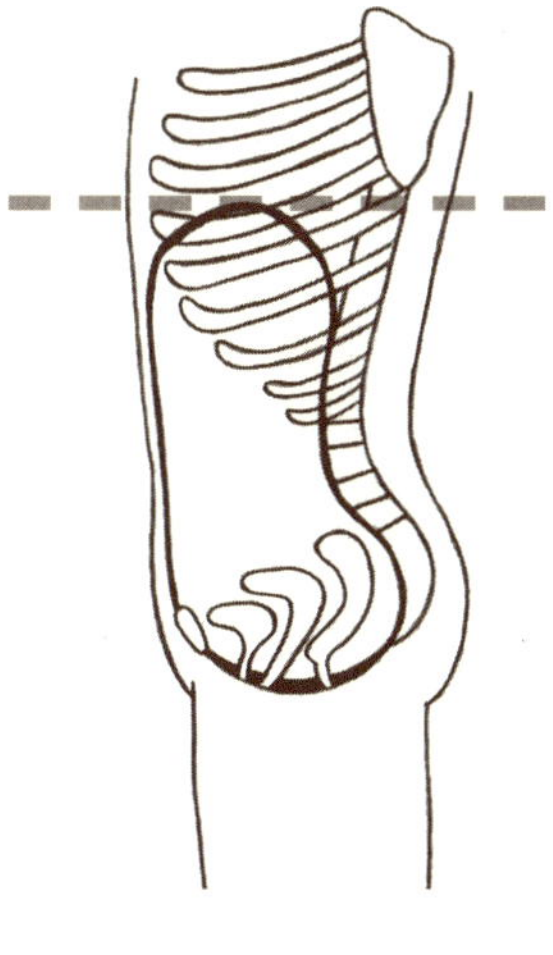

※ 正確には第５肋間（乳頭の高さ）～胸椎７番の高さまで横隔膜は盛り上がっています。

横隔膜の動きと働き

もう少し横隔膜が、呼吸とどう関わっているのか確認していきましょう。それをイメージしやすいのが、注射器とシリンダーの関係です。シリンダーを引くと、水が注射器の中に入ってきて、シリンダーを押すと、水が注射器から押し出されます。

シリンダーに当たるのが横隔膜で、水に当たるのが空気、注射器にあたるのが、肺（胸郭）です。

息を吸うときに横隔膜が下がり、空気を肺の中に吸い込み、息を吐くときには、横隔膜が上がり、空気を肺から吐き出すのですね。

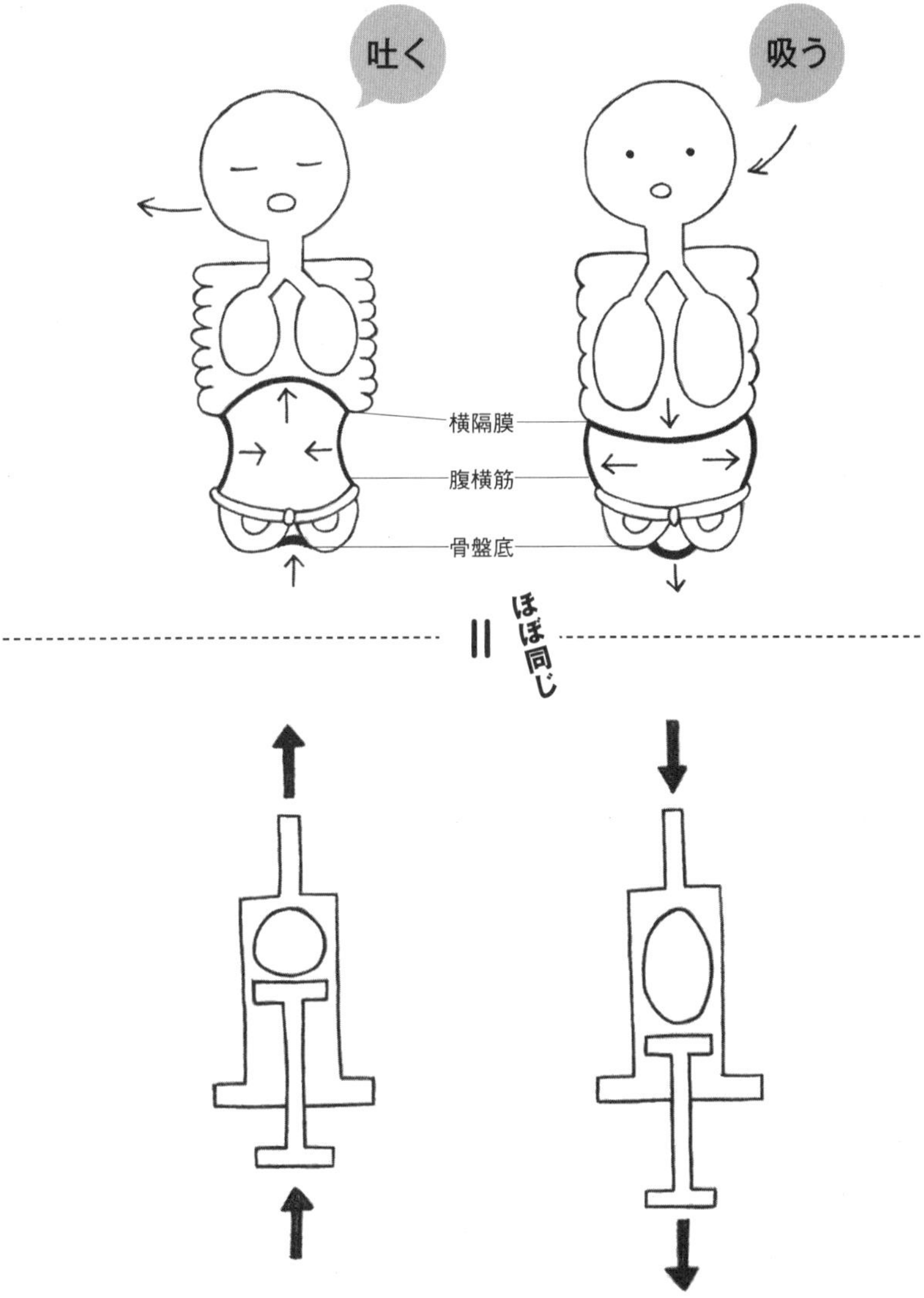
吐く
吸う
横隔膜
腹横筋
骨盤底
ほぼ同じ

横隔膜と大腰筋の連動

ここまでの呼吸の基本が確認できたら、もう少し探求を深めましょう。

もう一度、横隔膜の図をよく観察してみてください。

パラシュートのようなドーム状の部分と共に、その下にはクラゲの足のような2本の脚があるのがわかるでしょうか？

それを〈横隔膜の脚〉と呼び、胸椎12番〜腰椎にかけて付着しています。

この部分が脊柱にしっかり固定されていることで、吸息時、横隔膜はしっかり引き下げられる＝息が深く入るのです。

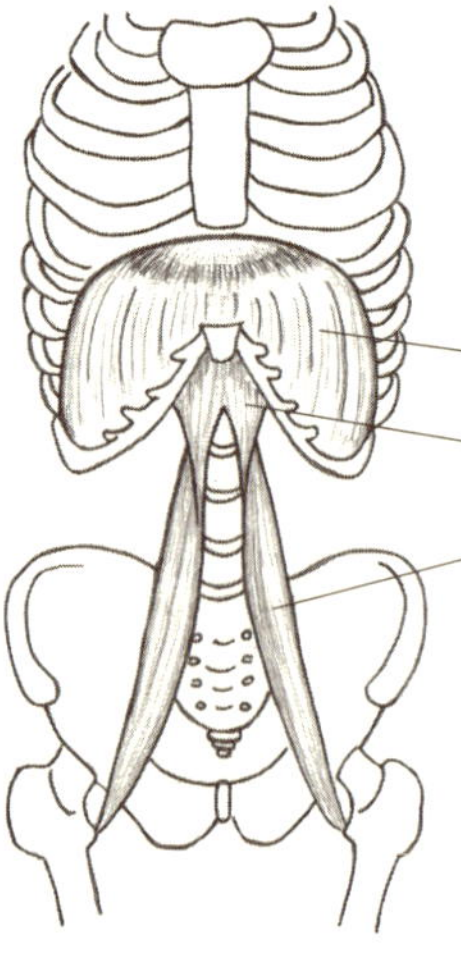

さて、ここからが大切なところです。

教科書の横隔膜の欄には横隔膜のことだけしか書いてないので、見落とされがちですが、実は、この横隔膜の脚が付着しているのとほぼ同じ所に大腰筋が付着しています。「繋がっている」と表現しても過言ではありません。

もちろん2つの筋肉、横隔膜と大腰筋は別々の筋肉ですし、その発生も支配神経も違います。

（焼肉屋さんでは、横隔膜はハラミだし、大腰筋はヒレ肉ですし……）

けれど、その構造を見ると「横隔膜と大腰筋は、連動して働く可能性がある」ことが、わかります。

まずは、実験してみましょう。

足を肩幅くらいにして
真っ直ぐ立ちます。

●パターン1の呼吸

骨盤を前傾しながら息を吸います。このとき下腹部が膨らむ（＝横隔膜が下がる）のを確認します。

今度は骨盤を後傾しながら、息を吐きます。

このとき下腹部がへこむ（＝横隔膜が押し上げられる）のを確認します。この動きをしばらく繰り返します。

●パターン2の呼吸

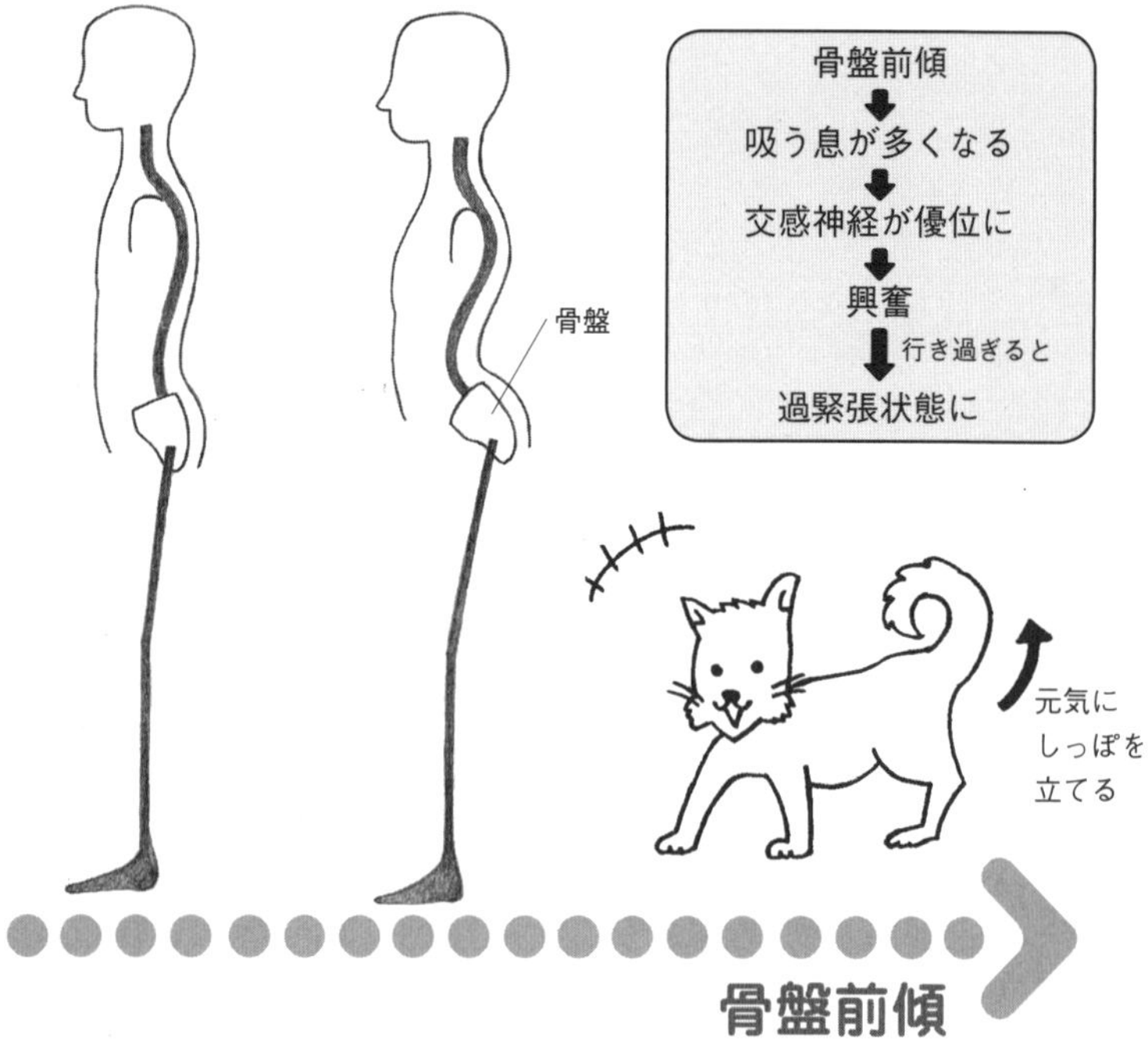

次は、全く逆の動きをしてみましょう。骨盤を後傾しながら息を吸い、骨盤を前傾しながら息を吐いていきます。

骨盤の前傾・後傾については、下のイラストを参考にしながら行ってください。
　イヌが元気にしっぽを立てる時が、骨盤が前傾している時（＝興奮状態）、スゴスゴとしっぽを丸めるのが、骨盤が後傾している時（＝リラックス状態）です……。わかりますか⁉

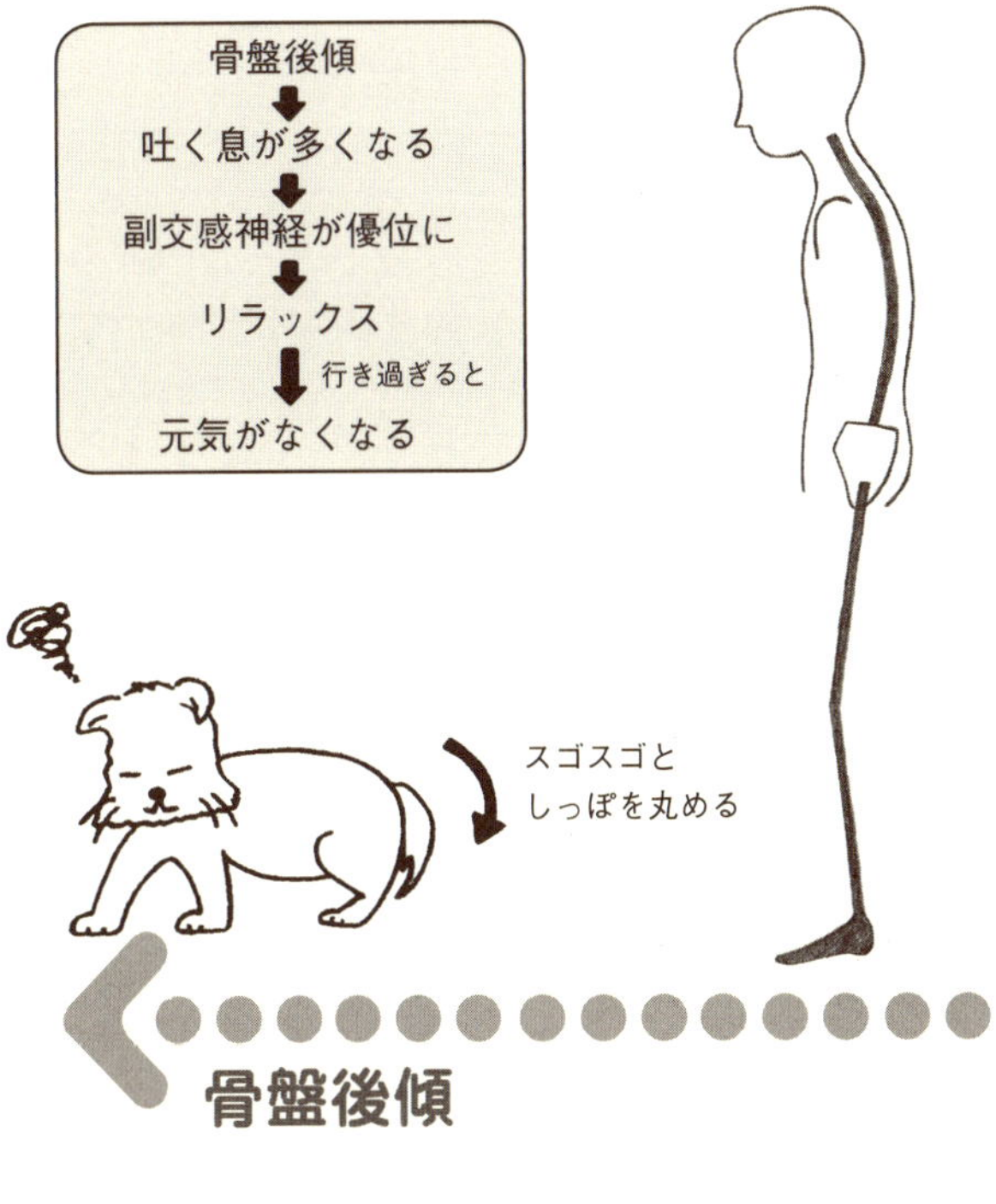
骨盤後傾
吐く息が多くなる
副交感神経が優位に
リラックス
行き過ぎると
元気がなくなる
スゴスゴと
しっぽを丸める
骨盤後傾

しなやかな骨盤を

この実験は、実にいろんなことを示唆してくれます。たとえば下のイラストのような女性をイメージしてください。

高いヒールをいつも履き、バリバリ活躍しているキャリアウーマン。高いヒールにより、骨盤は前傾しています。

先ほどの実験のように、彼女は骨盤が前傾しているため、吸う息が多くなり、吐く息は少なくなっています。

吸う息が多いと、交感神経が優位になり、活動的に、吐く息が多いと、副交感神経が優位になり、休息状態になるのはよく知られていますね。

つまりこの女性は、自然とアグレッシブになります。元気で活動的な感じ。だけど、それが長い時間続くとどうなるでしょう?

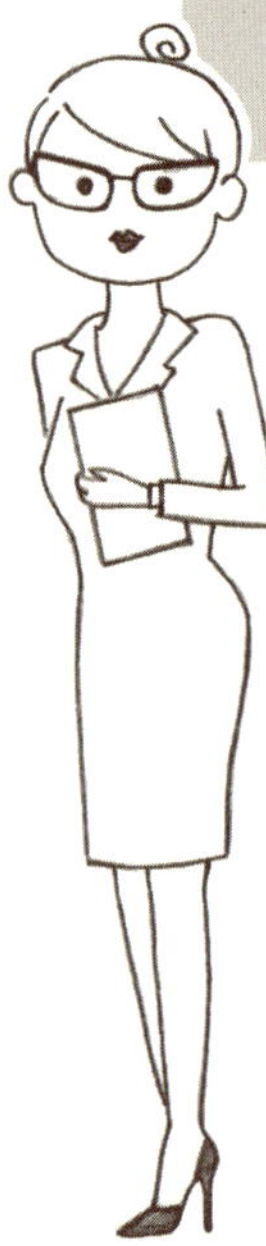

常に骨盤前傾状態が固定してしまい、アグレッシブが行き過ぎて、イライラと攻撃的になるかもしれません。

骨盤が後傾しにくい姿勢を保っているため、リラックスしようとしてもできない。常に急き立てられる状態が続き、副交感神経系が抑えられ、便秘や不眠・生理不順などに悩まされることでしょう。

いかがでしょうか？

たとえば右記のような、交感神経優位でリラックスできずに悩んでいるクライアントには、骨盤周りをていねいにアプローチすることを心がけてみましょう。そうすることで呼吸が変わり、結果として自律神経や心のスイッチも切り替わっていくというアプローチが、セラピーの一つの可能性なのだと思います。

そして、ここで大切なことは、骨盤前傾が悪いとか、後傾が悪いとかではなく、ＴＰＯに応じて、どちらにも動けるしなやかな骨盤が大切なのだということです。

今、あらゆる所で骨盤が注目されています。しなやかな骨盤が生み出す、しなやかな呼吸は、しなやかで人間らしい心をも生み出すのですね。

骨盤を前傾したり、後傾したり。

元気になったり、リラックスしたり。

息を吸ったり、息を吐いたり……。

そんな両極の間を、留まることなく、行ったり来たりしながら変化し続ける、しなやかさ。

そんな動的なプロセスこそが、生命の本質であるならば、私たちが信じてきた「正しい骨盤の位置や、完璧な姿勢が、きっとどこかにある」というのは、幻想であることに気づかされます。

そこには、正しいも間違いも、良いも悪いもなく、あるのは、ただ波のように変化を続けるプロセスであり、僕たちに出来るのは、その流れにしなやかに沿い続けることだけなのだと。On flow！

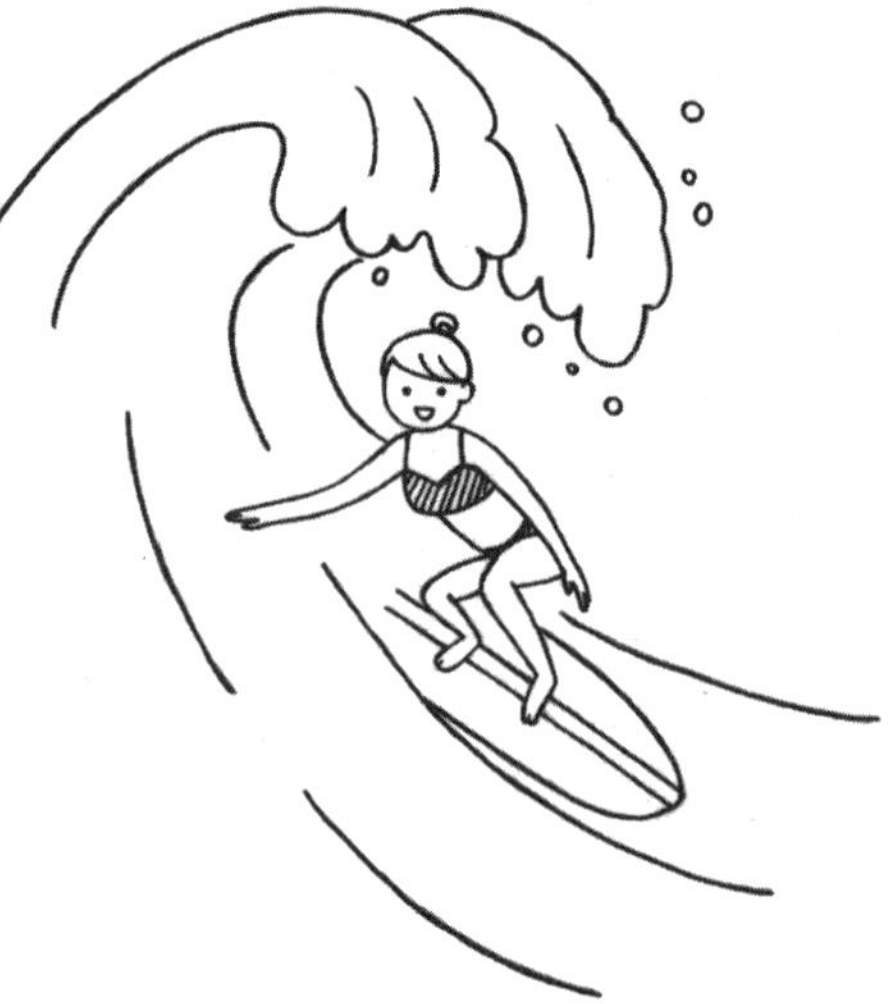

【まとめ】

◇横隔膜は注射器のシリンダーのような働きをしている。

◇横隔膜と大腰筋を連動して働かせることで呼吸もスムーズになる。

◇しなやかな骨盤はしなやかな呼吸・心を生み出す。

column 7

カラダとは、この世界を、
あなた自身を映しだす「鏡」です。

私は解剖生理という学びが、
ともすれば試験のためだけの学びや、
誰かに何かを誇示するための学びになっていることを
残念に感じています。

私が伝えたいのは、そんなことじゃなくて、
自然が創り上げたこのカラダを学ぶことで、
もしあなたが、
その素晴らしさを・
面白さを・
完璧さを・

人智を超えた神秘を・
畏怖にも似た敬虔な気持ちを感じるのであれば、

それは同じように宇宙のチリから、
その自己組織化の末に産み出された、
あなた自身も、
この世界も、
この宇宙も、
また同じく素晴らしい存在なのだ！という気付きです。

カラダを学ぶこと。
それは自分自身を、この世界の素晴らしさを知る旅。

そして、カラダとはそんな風景を映し出す鏡なのです。

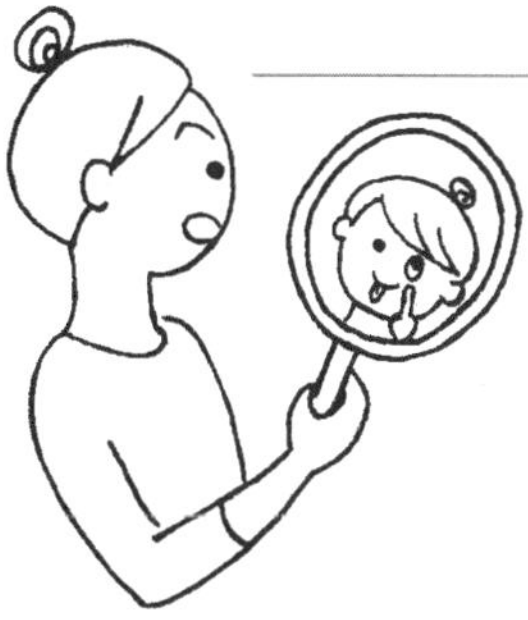

ZOOM IN 6

もみ返しって何だろう？ 効果的な圧のかけ方と筋肉の解剖生理

セラピストのみなさんにとって、
「いったい、どれくらいの強さで施術すればいいんだろう？」という疑問は、とても身近な問題だと思います。

一生懸命施術して「ああ、すっきりしました〜」と喜んでもらったはずなのに、翌日になって、「なんだか痛くなっちゃったんですけど……」とクレームを頂いたり、逆に、施術中に「もっと強くして！」とリクエストを受けたけど、ほんとうに「そんなに強い圧で大丈夫なのかな？」と不安になったり。

経験を重ねることで「こんなタイプの人はこれくらいの圧ならＯＫかな」という勘は自然と培われるものですが、今回は、筋肉の解剖生理を理解することで、より安全に・効果的に施術のためには、どんな圧のかけ方がいいのか？ 一緒に学んで行きましょう。

そもそも「もみ返し」ってなに？

「もみ返し」というのは、特に定義がある訳でもなく、一般的に使われている言葉なので、まずは簡単な言葉の定義をしておきましょう。

セラピーをすることで、クライアントの心身には様々なことが起こります。

その中には、元気になったり、楽になったりという、好ましく感じる変化だけではなく、一見不快に感じる症状——例えば、だるくなったり、痛くなったり……、が起こることがあります。

ここではそれを「もみ返し」と呼ぶことにします。

この〝一見不快な〟というのが大切なポイントで、カラダにとって必要なプロセス（＝好転反応）も含んでいるんだよ、ということを意味します。

では「もみ返し」とは、いったいどんなことがカラダの中で起こっているのでしょう？
ここでは　わかりやすくするために、２つのパターンに分けて考えてみます。

タイプA　～　やりすぎ筋肉痛タイプ

最近、骨盤エクササイズなど、いろいろなセルフプラクティスが流行っていますよね。でも、つい張り切りすぎて筋肉痛になっちゃった……なんて経験あると思います。

実は、ここで起こった筋肉痛と、もみ返しは、全く同じ現象です。

刺激の方法が、運動か、マッサージかの違いだけで、ようは〝やり過ぎちゃった！〟ということ。

当日は、調子よくて気づかないのに、翌日くらいに痛くなり、3日もすれば治っちゃうのが特徴です。

いったい何が起こっているのでしょう？

これは、運動にせよ、マッサージにせよ、そのやり過ぎにより、筋繊維や筋膜（※）などに小さな傷が出来、それを修復しようと炎症が起きている状態です（筋繊維・筋膜っ

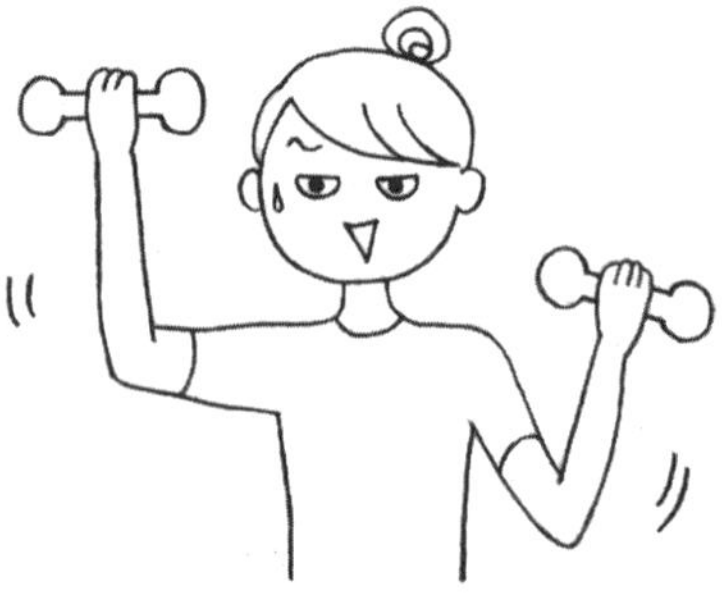

※　医学用語では筋線維と表記しますが、一般的には筋繊維と表現されることが多いので後者の表記で統一しています。

て何？ その説明は後ほど詳しく)。

このタイプのもみ返しは、セラピスト側にほぼ100％責任があると言ってもいいでしょう。逆に言えば、圧のかけ方や、事前準備を工夫することで、もみ返しを防ぐことも出来るというわけです。

タイプB ～ 溝掃除で舞い上がる泥タイプ

もう一つのタイプは、前述の筋肉痛タイプとは違い、冷えて、硬く凝った筋肉で、強い刺激を求めるクライエントを施術したあとに、起こるパターンです。
だいたいその日のうちに症状が表れ、全身が重だるくなるけれど、1日もすれば治っちゃうのが特徴です。

いったい何が起こっているのでしょう？

これは、溝掃除をした時に、底に溜まった泥が舞い上り、一時的に、にごってしまう状態とよく似ています。

同じ姿勢を長時間続けることの多い、オフィスワーカーの頚肩腰など、常に負荷がかかる筋肉は、慢性的に血行が悪く、乳酸など老廃物（発痛物質）が溜まっていることがあります。

普通、発痛物質が溜まると、触ると痛かったり、強い刺激を嫌うことが多いのですが、慢性的に、そのような症状が続くと、カラダがその刺激に慣れてしまい、痛みを感じなくなってしまうのです。

なので、このタイプのクライアントは強い刺激を求めてくることが多いです。

そんな筋肉を、マッサージすることで血行がよくなると、溜まっていた発痛物質が全身を巡ります。

するとその結果、全身の重だるさを感じる、というのが2つ目のタイプです。

これは「好転反応」と呼んでもいい症状ですが、出来れば、その様な反応が一気に起こりすぎないように、施術の方法や長さを考える必要があります。

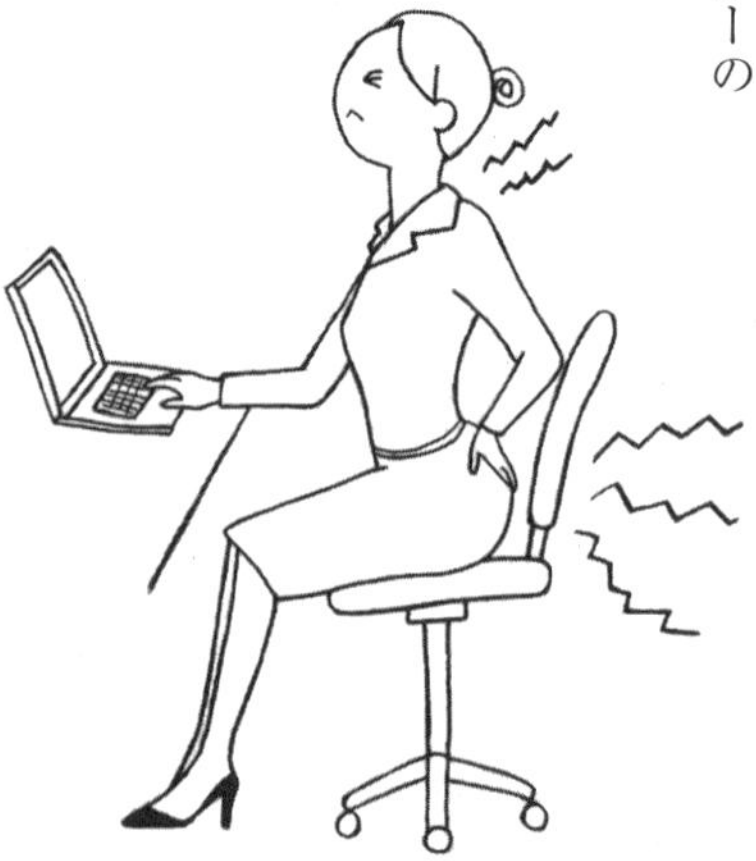

これらの2つのタイプ、その仕組みが違うことから、予防法・対処法には若干の違いがあります。

それを学ぶ前に、もう少し筋肉ついての理解を深めておきましょう。

筋繊維の方向と圧の加え方

筋肉を理解する時、重要なのは、筋肉って「ひとつの肉の塊」ではなく、「筋繊維の束」なんだということです。

鳥の〝ささ身〟をほぐすと、繊維みたいになりますよね？　あの1本1本が筋繊維です。

全体像は、袋に入ったパスタを思い浮かべてもらうとイメージしやすいでしょうか。パスタの1本1本が

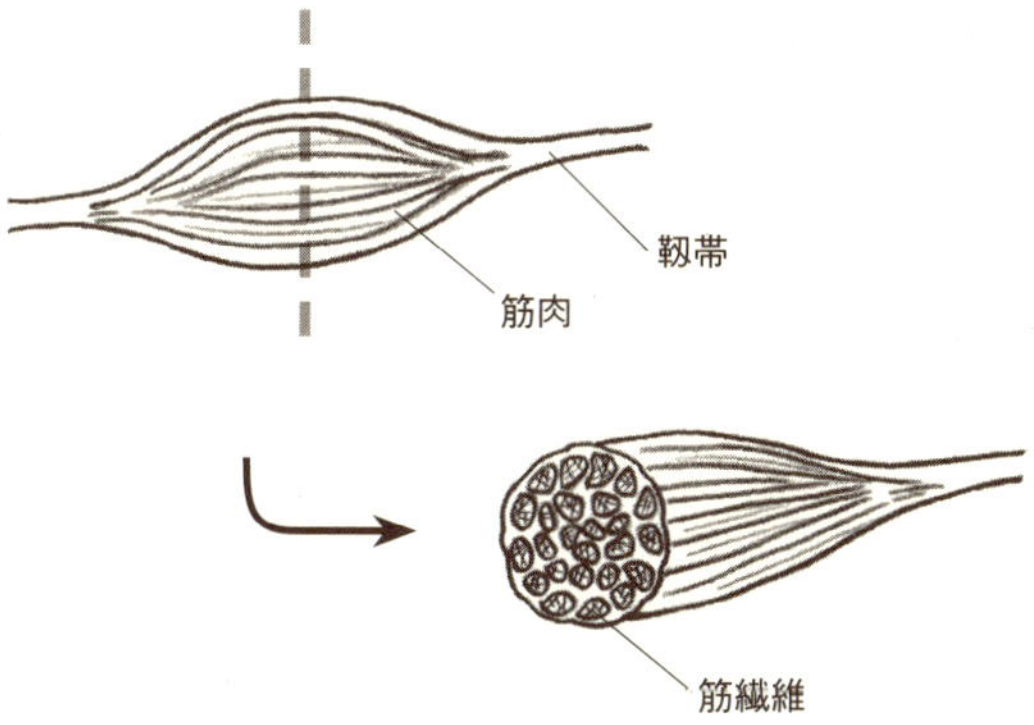

筋繊維、それらを包んでいる袋が筋膜です（筋繊維の1本1本は、ゴム紐のように弾力性を持ち、伸び縮みしますし、筋膜もウインナーの皮のように若干の弾力性を持っています）。骨格筋の場合、多くは、その端はぎゅっと絞られて細くなり、弾力のある腱となって骨に付着しています。

これが筋肉のおおよそのイメージですが、それがわかると、どの方向に刺激をすると傷つきやすいのか？　安全なのかが見えてくると思います。

繊維の方向と刺激の強さ

まずはこんな実験をしてみましょう。

前腕の背側・小指側（尺側）には、手や指を伸ばす筋肉がいくつかあります。これを自分で揉んで見ましょう。

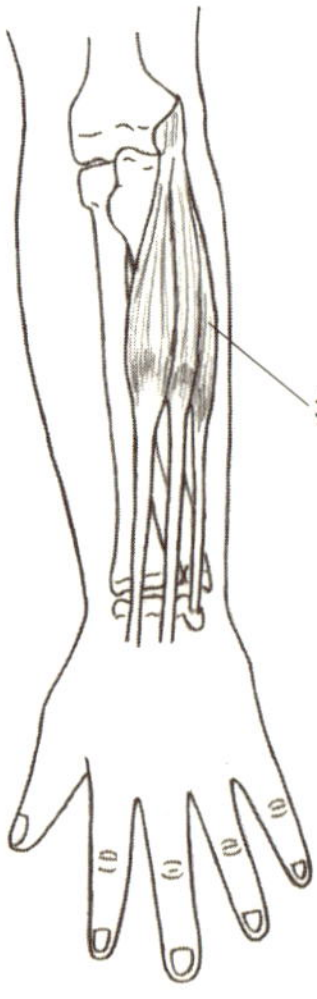

そのとき、筋繊維と直角（横方向）に揉むのと、筋繊維に沿って平行（縦方向）に揉むのと、どちらの刺激のほうが強く感じるでしょうか？

そうですね、筋繊維に沿って縦に押すと、筋肉はその方向にすっとストレッチされて力を吸収するため、あまり強さを感じません。

逆に、筋繊維と直角（横方向）に押すと、まるでギターの弦をはじくように強い刺激を感じたと思います。

つまり〝筋繊維を横方向に刺激する時は、傷つけやすいので注意が必要〟なのですね。

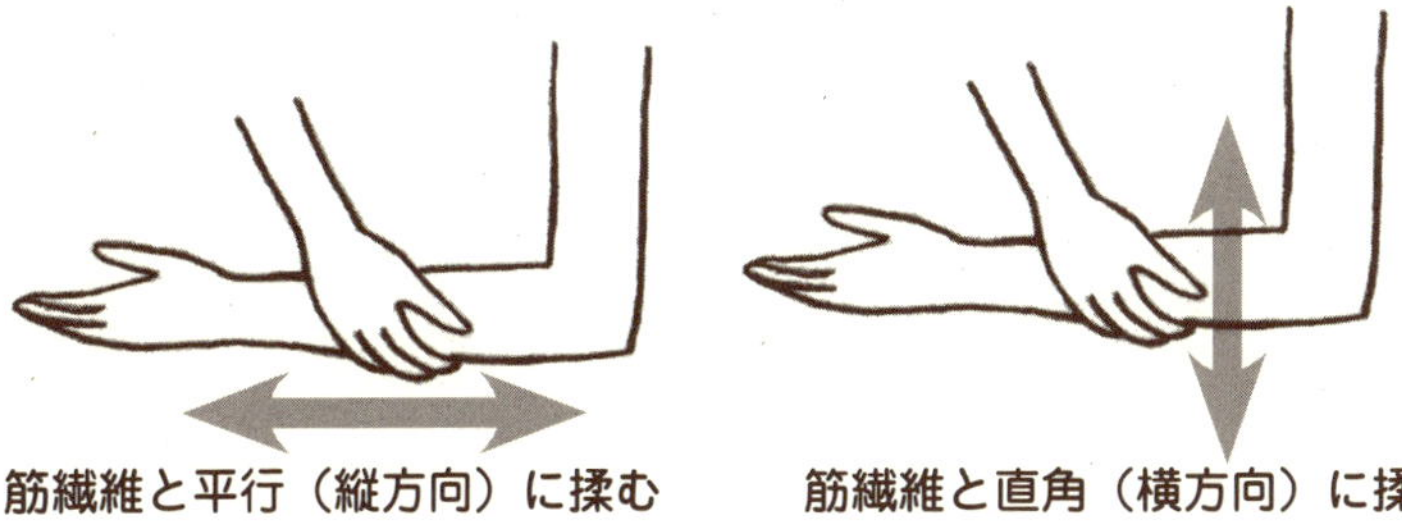

筋繊維と平行（縦方向）に揉む　　筋繊維と直角（横方向）に揉む

圧のかけかたと刺激の強さ

またこんな実験もしてみましょう。

先ほどと同じ場所を、筋繊維と直角（横方向）に押してみるのですが、ギュッギュッと押すのと、ジワ～ッと押してジワ～ッと離すのと、どちらがソフトに感じるでしょう？

当たり前のことではありますが、同じ力でもジワ～ッと押してジワ～ッと離した方が、ソフトに感じます。

ギターの弦をジャンジャンかき鳴らすと大きな音が出るし、そっと押してそっと離すと、あまり音が出ないのと同じです。

つまり、同じ力でも〝ジワッと押して、ジワッと離してあげる手技は、筋繊維を痛めにくい〟のですね。

セラピーにも準備運動が必要だ！

さぁ、ここまでわかったら、具体的な手技を考えてみましょう。

大切なことは、ある程度の刺激をしないと、気持ちよさや効果を感じないし、やり過ぎると痛めちゃうということ。

これは運動も同じです。ある程度の強度がないとトレーニングにならないし、やりすぎると痛めたり、筋肉痛を起こします。

では、日々激しい運動をするスポーツ選手は、筋肉痛にならないために、どんな工夫をしているのでしょう？

そうですね、運動前にストレッチしたり、入念な準備運動をしていますよね。

そう、セラピーも全く同じです！　本格的なセラピーに入る前に、しっかり「準備運動」をしてあげれば、多くのトラブルは未然に防ぐことができるのです。

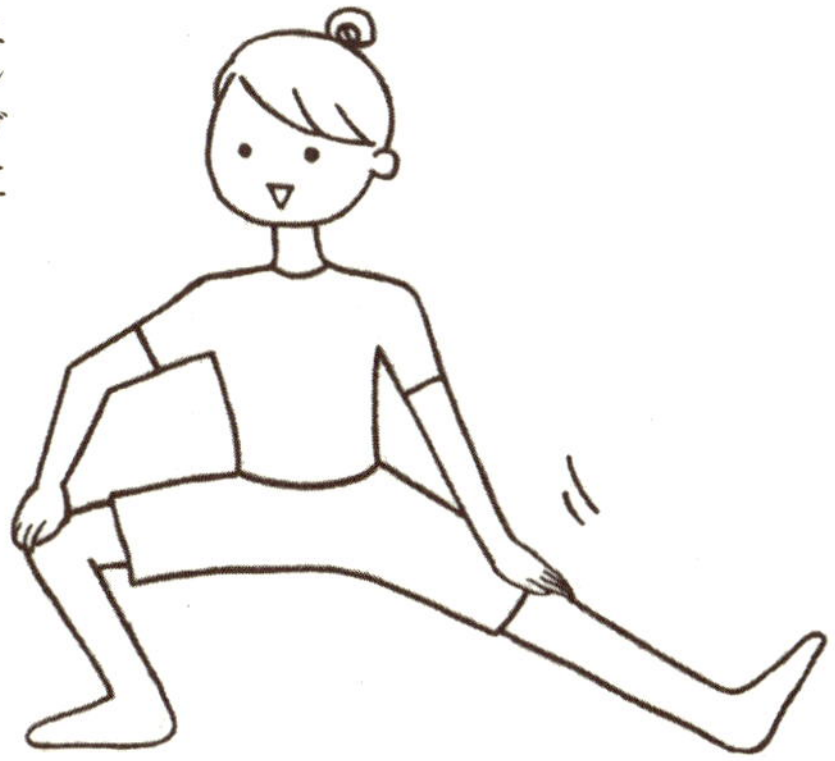

例えば、冬の寒い時期、冷えて硬くなっている筋肉に対して、いきなり筋繊維を横方向に押すような強い刺激をするのではなく、事前にじっくり暖めたり、筋繊維に対して縦方向にストレッチしてから、本格的な施術に入ると、もみ返しは起こりにくくなります。

ではもう少し具体的な手技の方法を考えていきます。

前述の「タイプA・タイプB」の2つに分けて考えてみましょう。

「タイプA　～　やりすぎ筋肉痛タイプ」にならないための組み立て

タイプAのもみ返しは、筋肉痛と同じですから、どんなクライアントに起こる可能性があります。

逆に言えば、ここでお話しする手順は、セラピーの種類やクライアントのタイプを問わず、全ての施術に当てはまる、基本でもあります。

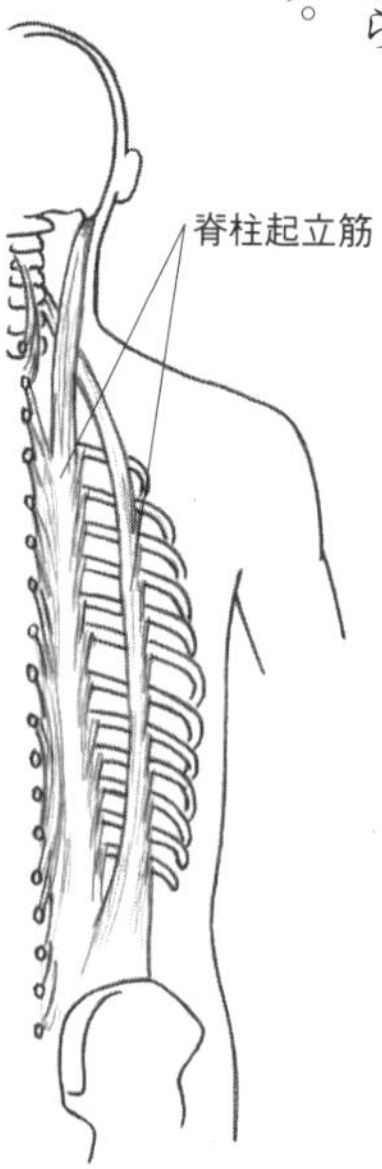

具体的には、腰背部へのアプローチの際、脊柱起立筋の走行を考え、こんな風にしてみてはどうでしょう。

①まず、ホットパック・蒸しタオル・手のひらなどで、背中〜腰をじんわり暖める。

②エルフラージュ（軽擦）

③筋繊維に対して縦方向への手技
（両手掌での肩上部から仙骨部にむけてのストリッピング等）

④筋繊維に対して横方向へのピンポイントの手技
（サイドからの手掌や母指を使ったロッキング等）

の順でアプローチすることで、少しずつ筋肉を刺激に慣らしていくことができます。

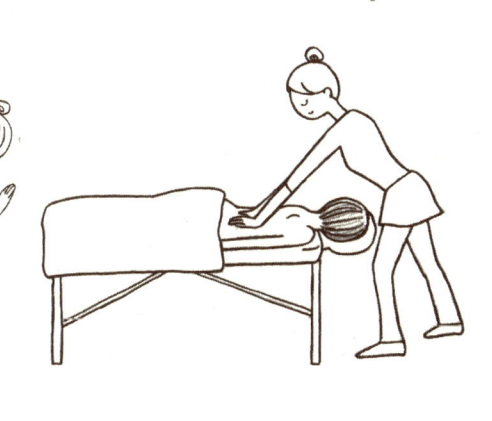

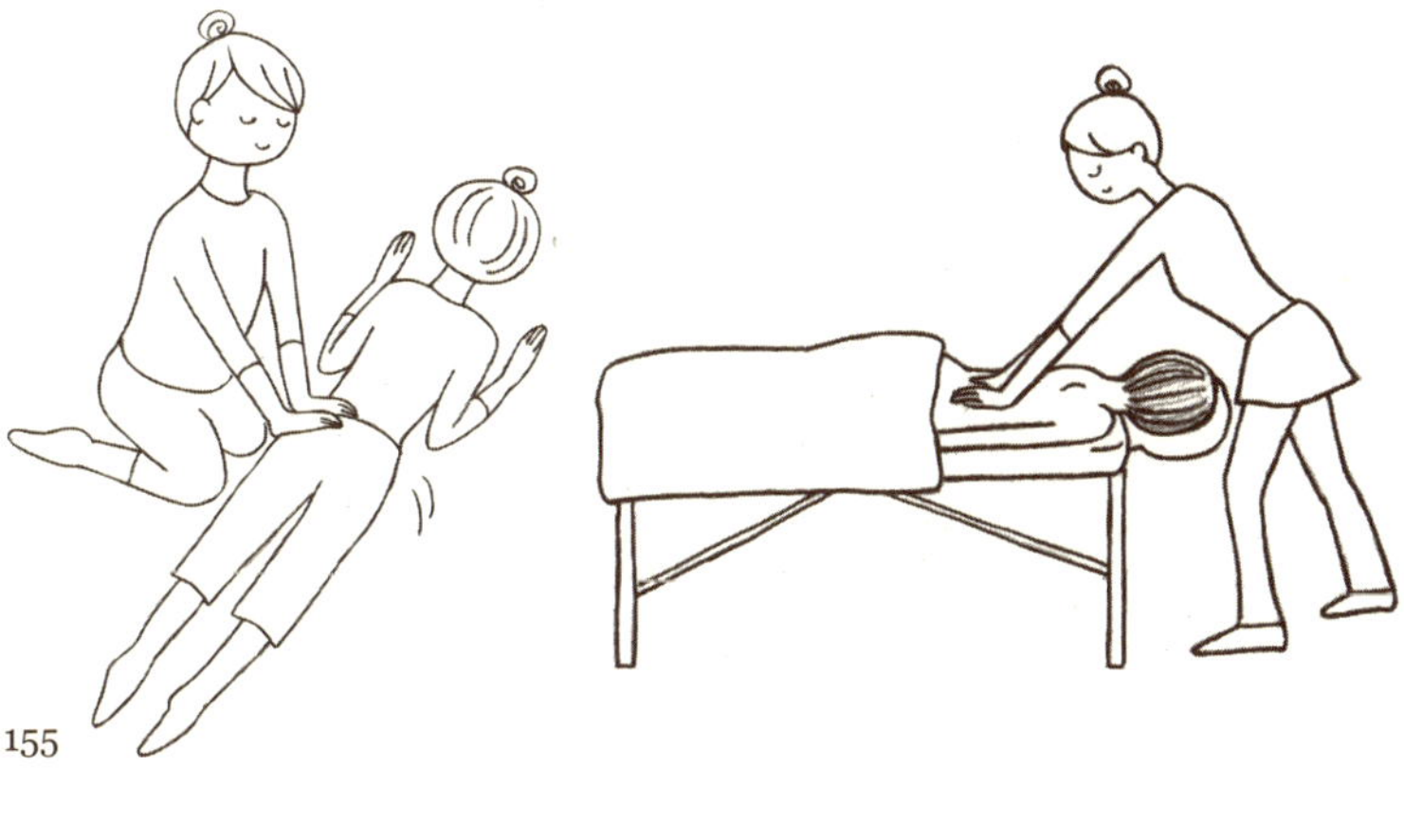

「タイプB　舞い上がる泥タイプ」のもみ返しにならないための組み立て

前半の①～③は　先ほどのタイプAの手順と同じです。

ここで、先ほどと違うのは、タイプBのクライアントの場合（＝硬く・冷えて・凝っていて・強い刺激を求めるクライアント）、凝った筋肉の周りには発痛物質が溜まっていて、筋繊維を揺さぶるような刺激をすると、それを一気に全身に撒き散らしてしまうということです。

そうならないためには、先ほど実験した、ジワッと押さえてジワッと離す、指圧的な手技が有効です。

筋繊維に対して横方向に、出来るだけゆっくり丁寧に（3秒かけて押さえて、6秒かけて戻すくらい）、圧をかけていきます。

横方向に押すことで、強い刺激でクライアントに満足感を与えつつも、そんなに筋繊維を痛めず、かつ、溜まった発痛物質を一気にではなく、少しずつ流していけるからです。

早速サロン現場で試してみて下さいね！

【まとめ】

◇筋繊維を痛めないようにするには　準備運動が必要。

◇筋繊維に沿って縦方向に刺激し慣らしてから、横方向へ刺激する手法が有効。

◇強い刺激を求めるクライエントには、筋繊維に対し横方向に、じんわり指圧的な刺激が有効。

column 8

東洋医学の刺激量の考え方

本文の中のタイプＢ（慢性的な負担から、冷えて・硬く凝っていて、強い刺激を求める）は、東洋医学では「虚証」という、エネルギーが不足している状態の特徴です。

そんな時、東洋医学ではどんな治療をするのかというと、「虚証の人に、あまり急激に強い施術をすると、ふらふらになるので、じんわり刺激することで、エネルギーを補ってあげなさい」といいます。

タイプＢの対処法としてお話しした、じんわり指圧法は、虚証に対する指圧法なのです。

逆に破裂寸前の風船のようにエネルギーが、
パンパンに溜まりすぎている状態を、「実症」といいます。
イライラで頭がはちきれそうで、
目が充血しているような状態です。
そんな時、東洋医学では、すこし空気を抜いてあげる
ようなイメージで、わざとギュッギュッと
短く強い刺激を加えることで、
発散させるような手技を使います。

指圧や鍼でも、クライアントのエネルギーの状態により、
刺激方法を使い分けているんですよ。

ZOOM IN Fin

ズームインの果てに……

これまで、ズームアウトでつながりを知り、その上でカラダと関わるためにカラダを実感するというズームインという作業をして来ました。

この中では特に、カラダに実際に触れて・動かして・感じることが大切なので、実際のワークショップとは違い、文章だけでは伝わりづらい所もあったかもしれません。けれど、カラダは逃げませんので　何度も何度も触って確認してみるといいですね。

さて、そのズームインの最後に、一つ実験があります。

先ほどの、「ズームイン5」呼吸と骨盤とのつながりのあるお話しなのですが、その中で、骨盤の前傾・後傾と、呼吸や、心の状態がリンクしていることを実験してみましたね。

骨盤のしなやかな揺らぎが、しなやかな呼吸、しなやかな心を生み出すのだと。

では　その骨盤の前傾や後傾は何によって決まるのだろう？…という問いです。

みなさん立ってみて下さい。

腰に手を当てて、骨盤を前傾したり後傾したりしてみます。そのとき、足の裏にかかる体重はどのように変化するでしょうか？

そうですね、

前傾するとつま先・親指側に体重がかかり、後傾すると踵・小指側に体重がかかるのが、一般的です（※）。

骨盤前傾、骨盤後傾ということは、足裏の状態（インソールや足首の硬さ、指の緊張具合など）を変化させると、それが骨盤の状態にも影響を与え、呼吸を変え、心の状態にも影響を与えるかもしれない……という視点が生まれてくるのではないでしょうか？

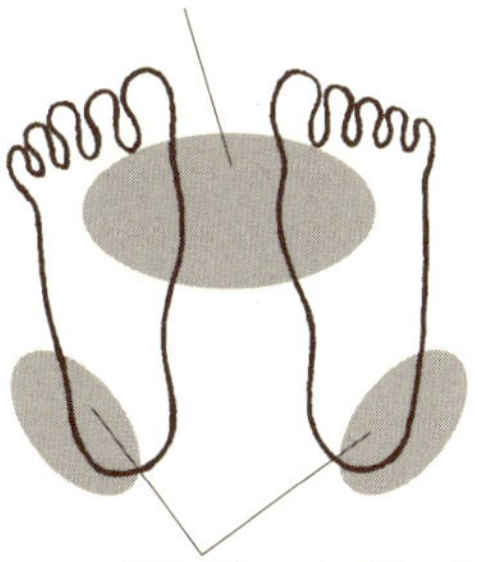
骨盤前傾の時＝つま先、親指重心
骨盤後傾の時＝踵、小指重心

※　体重のかかり方や　骨盤の前傾・後傾はハムストリングスと大腰筋との緊張の度合いなど、様々な要因の絡み合いで起こるため、逆の結果になる方もおられます。

ちいさな足裏の一部分を変えるだけでも、カラダという
大きな全体に影響を及ぼす可能性がある！
それがつながりあうカラダの面白い所です。

昔から東洋医学では、部分には全身が
投影されているという考え方がありますし、
リフレクソロジーなどで言われる反射区も同じ思想です。
そして複雑系科学におけるフラクタルという考え方も、
それをサイエンスの立場から解き明かしたものです。

最初の章では、カラダを良くする為には、
あれもこれも、いろんなことをしなくては
いけないことに気付き、
今までの施術は何だったのか？
意味がなかったのでは？
と途方にくれてしまいました。

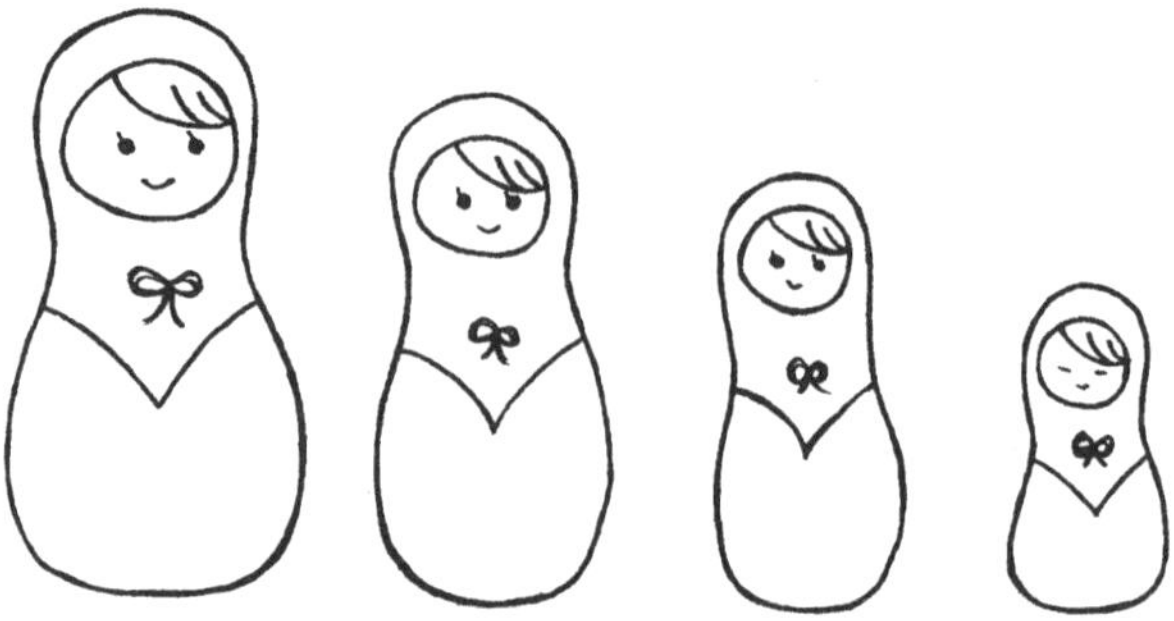

けれど、ここで見出されることは、
〈つながりあうカラダだからこそ、どんなに小さな部分への働きかけも、
意味がないことではなく、全体を変えることが出来るんだ〉という希望です。

そしてそれは、つながりあう複雑系と呼ばれるこの社会・地球・人生に
おいてもまた、同じなのだ……、そんなことに気付かされるのです。
そんな希望を胸にした時、また再び私たちは、小さな世界から無限に広がる
ズームアウトの旅に出るのでしょう。

そしてその果てには　再び……。

おわりに

昔、長野県穂高の「シャロムヒュッテ」という施設を訪ねた時、オーナーの臼井さんがこんな話をしてくれたのを想い出します。

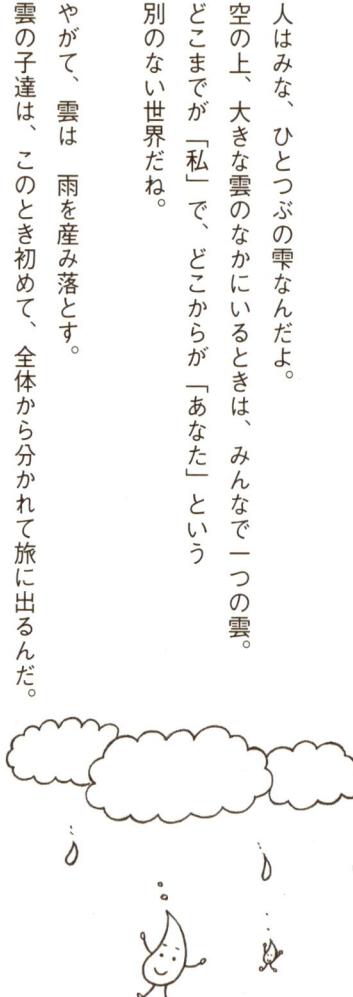

人はみな、ひとつぶの雫なんだよ。
空の上、大きな雲のなかにいるときは、みんなで一つの雲。
どこまでが「私」で、どこからが「あなた」という区別のない世界だね。

やがて、雲は　雨を産み落とす。
雲の子達は、このとき初めて、全体から分かれて旅に出るんだ。
ひとつぶの雫としてね。

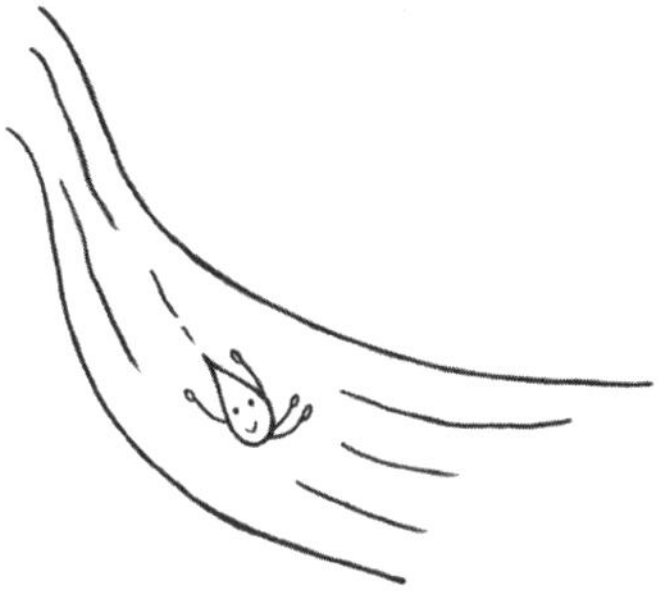

そして、地上に降りた雫は、次第に集まり、沢となり、川となり、
流れを作り出し、いろんな経験を積んでいく。
(このとき名前が出来るんだよ……、
君は信濃川、あなたは利根川、とかね)
あるものは、誰かの乾いた喉を潤したり、
ある時は、荒れ狂って、全てを流し去ったり。
それぞれに、それぞれの役目がある。

やがて、川は、どんどん集まりながら、
大きな流れになり、海に向かう。
またひとつに戻っていくんだね。

そして、海に注いだ流れは、
暖かな太陽の光に照らされて、故郷である空に戻るんだ。

そしてまた雲になり、また雫となって……。

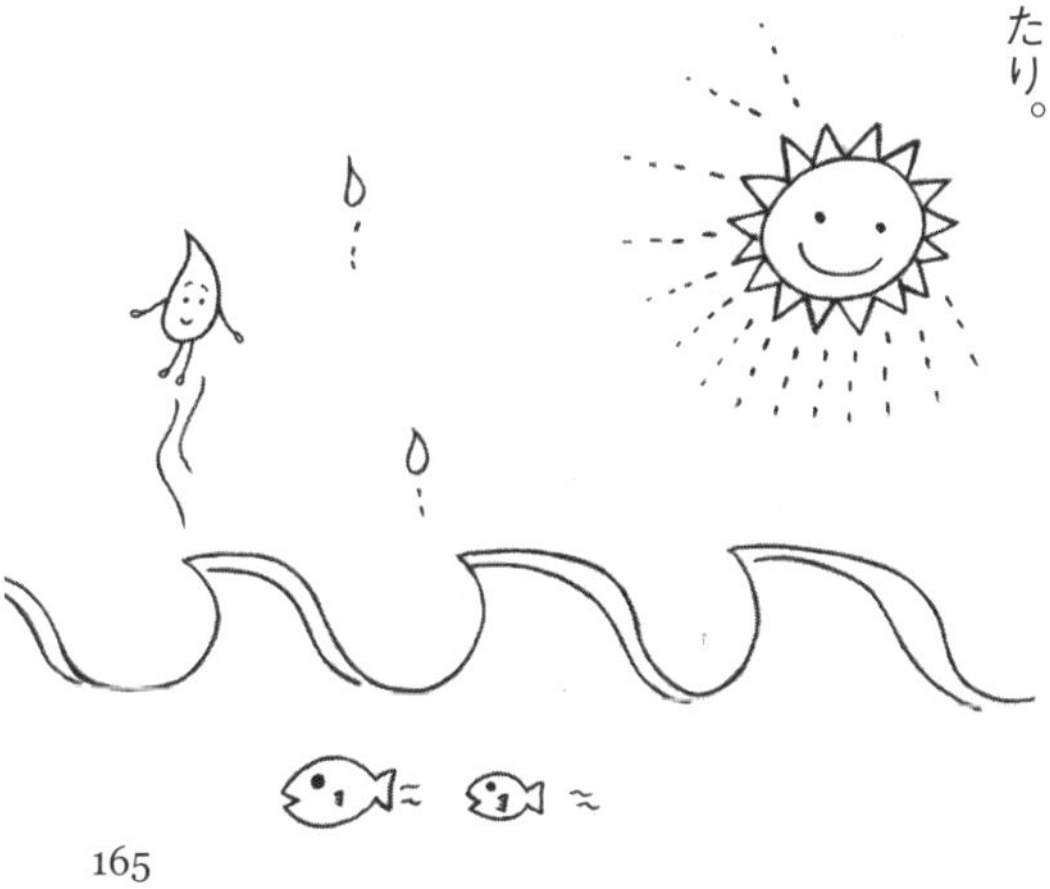

水の雫が、その巡りのなかで、何かを経験していくように、私たちもまた、ズームアウトとズームインという、両者の間をいったり来たりしながら、何かを学んでいくのでしょう。

カラダの探求の旅、最後までお付き合い下さり、ありがとうございました。すぐに実感できる所もあったでしょうし、逆に、いまひとつ腑に落ちない所もあったと思います。

けれど、そんな時には、すぐ身近にある「あなた自身の身体」という人体模型を使って、何度も何度も確かめられるのが、カラダの学びのいいところですね。

カラダの世界は、膨大な学びを必要とする分野です。この一冊の本だけでは、到底カバーしきれないのも事実です。もちろん、私もそのほんの一部しか垣間見られていません。けれど、そんなとき大切なのは、どこから手をつけていいのか分からないことに、立ちすくむのではなく、とにかく好奇心とともに、探求の旅の第一歩を踏み出すことだと思っています。

この本は、そんなあなたの一歩を後押しできる力にしたいと思いました。

「カラダってなんて面白いんだろう。なんて完璧なんだろう。もっと知りたい！」

この本を読み終えた後、あなたの胸の奥に宿り、

やがてムクムクとあなたをかき立てる不思議な種。

その時、あなたは誰に強制されるでもなく、

自らの力で、目をキラキラさせながら、

学びを進めていくことでしょう。

この本が、そんな一粒の種になったのなら、

嬉しく思います。ありがとうございました！

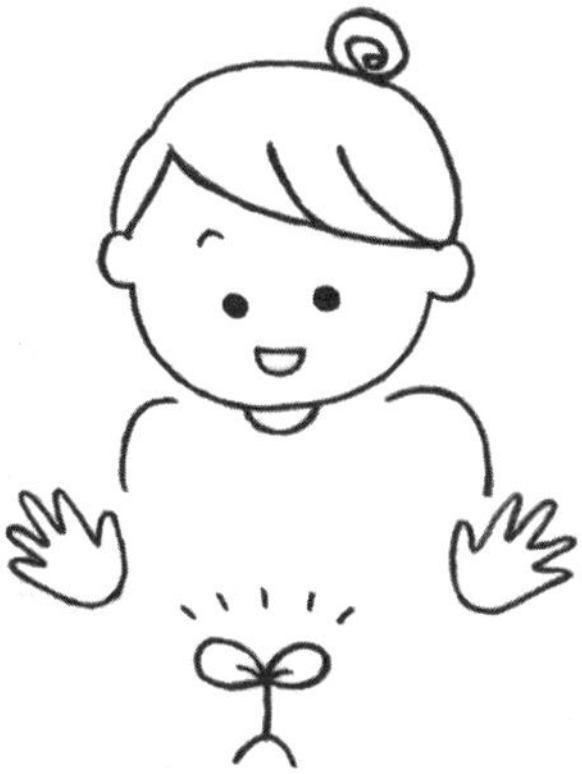

専門家の皆様へ

拙い本を最後までお読み下さりありがとうございます。

この本では、サイエンスとしての解剖生理を大切にしつつも　敢えてその枠を飛び越え、心や感情とのつながりにまで言及しています。

その意味で、その展開に違和感や疑問を持たれた方も少なからずおられると思いますが、それに関して著者は以下のような意図を持っていることをご説明しておきます。

・・・・・・

インテグラル思想の哲学者ケン・ウィルバーは、その著著「万物の歴史」の中で、これまでの科学は、主体的経験を置き忘れてしまっていると指摘しています。

ホロンであるこの世界を読み解くには、要素還元な手法による物質としての理解、その集団としての複雑系・システム論的な理解と共に、体験を通じた内面的理解が合わさることで、はじめてそこに深みを持つのだと。

この本では、彼の指摘を踏まえ、私たちが感じている〝心や魂を併せ持ち、変化し続けている存在としてのカラダ〟を解き明かす為に、解剖生理という一方向からの視点だけでなく、ＣＴスキャンのように、心理学やシステム論や東洋医学・さらにはそれらの主体的体験など、多方面からの視点でカラダを見つつ、それらを同じ文脈で統合することを試みています。

そのため、サイエンスとしてのベースは大切にしつつも、思い切ってこれまでの学問の枠を超え、それらを多層的に紡いだ仮説をたて、自らのカラダを動かしたり、触ったりしながら検証するという実験的な手法をとりつつ、ズームアウトとズームインという2つの極から、弁証法的に深めていきたいというのが著者の意図です。

その意味で、この本は正統な解剖学の進め方とは随分かけ離れていますが、新しい発見や進化とは、トリックスターの突拍子もない、いたずら心から生まれるものである……と私は信じています。

この本はそんな位置づけの本です。

スペシャルサンクス

人生ではじめての本を出すということは、これまでの生き方・仕事・関わってきた人たちのご恩を想起する作業でもありました。

改めて、「ああ、あの時のあの人の言葉が、あの支えが、励ましがあったからこそ、今の自分がいるんだなぁ」と。

ＢＡＢの近藤さん、上杉さん、大場さん、この本の出版および、その前段階の連載で、素人の僕たちをずっと応援し、励まし続けて頂いたおかげで、念願の本を世に出すことが出来ました！ありがとうございます。

淡路島の福井接骨院の先生ご夫妻には、駆け出しの私に治療の機会を与えていただき、治療の難しさ、面白さを教えていただきました。ありがとうございます。

伊豆に移住する勇気と決意をもらったのは、宝の地図の望月俊孝さんのおかげです。あの時、広告の裏に描いた宝の地図は、いまその全てを実現し夢を叶えてくれています。ありがとうございます。

やすらぎの里の大沢先生ご夫妻からは、ホリスティックとは何か？　その深遠なる学びの機会と実践の場を与えていただきました。僕達の新しい出発はそこから始まりました。ありがとうございます。

独立前の不安な時、穂高の大いなる自然と、自然農の畑、そしていろんなお話を聞かせて下さった、シャロムヒュッテの臼井さん。そこで得た気づきは、今も大切な種になっています。ありがとうございます。

半農半Xという生き方のモデルを、そして深い思想と哲学を、僕は塩見直紀さんから学ばせていただきました。これからも、その背中を追っていきます。ありがとうございます。

独立を後押していただく力となったのは、ホロトロピックネットワークの天外伺朗さんや吉福伸逸さんから、学ばせてもらった大きな智慧です。そして今もそれは僕の根っこにあるものです。ありがとうございます。

矢野惣一さんのワークをきっかけに、僕の起こった変容、あの時のリアルな夢を見た時の高鳴り、それが僕の深い部分には刻まれ、今も突き動かしてくれています。ありがとうございます。

独立してまもない頃、さまよい困窮していた私たちを応援し励ましていただいた、NTJのみなさん、studiopivot の平山昌弘さん。そのお力添えがなければ、僕達は今頃夢を諦めていたでしょう。ありがとうございます。

はじめて僕に解剖学のワークショップの機会を与えてくださった、松本くらさん。そして、TYGのchamaさん。お2人のおかげで、僕はこの道に一歩踏み出す勇気をもらいました。ありがとうございます。

ヨガという枠を越えて、僕はクリパルヨガから、toshiさんから、そのあり方を学ばせて頂きました。体験から学んだその気付きは、一生大切にしたい僕達の指針です。ありがとうございます。

そして、全国各地で僕のワークショップを主催してくださったみなさん。ご参加下さったみなさん。全てのお名前を書き綴ることは出来ないけど、あまりにもたくさんの感謝が溢れてきます。ありがとうございます。

僕達夫婦の歩みを、影になり日向になり、見守り応援してくれた、東京と神戸の両親には、語りつくせない感謝でいっぱいです。何一つ親孝行らしいことはしたことがありませんが、この本が出来たことがせめてものご恩返しのつもりです。ありがとうございます。

最後に、この本のイラストを担当し、どんな時もいつも一緒に寄り添い、応援してくれた妻の雅江の存在がなければ、この本はおろか、僕自身の今の生活は成り立たないでしょう。この本はそんな二人の、2人3脚で創り上げた結晶です。

心からの感謝を込めて、そしてこれからも……、ありがとうございます。

まだまだお礼を言い足りない方はたくさんいますが、これまで関わり僕達を育てて下さった全ての人・こと・存在に感謝します！　ありがとうございます。そしてどうぞこれからも宜しくお願いします。

▶参考文献

●解剖生理・ボディワーク関係

動きの解剖学Ｉ	Blandine Calais _Germain 著	科学新聞社
ネッター解剖学アトラス	Frank H.Netter 著	南江堂
身体運動の機能解剖	栗山節朗　監修	医道の日本社
ボディ・ナビゲーション	Andrew Biei 著	医道の日本社
ヒトのからだ	三木成夫 著	うぶすな書院
脳と身体の動的デザイン	多賀厳太郎　著	金子書房
四肢と脊椎の診かた	Stanley Hoppenfeld 著	医師薬出版
ボディワイズ	ジョセフ・ヘラー 著	春秋社

その他　参考著書多数

●複雑系・システム論・その他

複雑さを生きる	安富歩 著	岩波書店
複雑系の知	田坂広志 著	講談社
複雑系入門	井原崇　福原義久 著	ＮＴＴ出版
万物の歴史	ケン・ウィルバー 著	春秋社
タオ自然学	F カプラ 著	工作舎
意識は科学で解き明かせるか	天外伺朗　茂木健一郎 著	ブルーバックス
ガイアの思想	田坂広志 編著	生産性出版
使える弁証法	田坂広志 著	東洋経済
これからの開発教育	山西優二ほか編	新評社
ブッダ	手塚治虫 著	潮出版社

▶ワークショップ

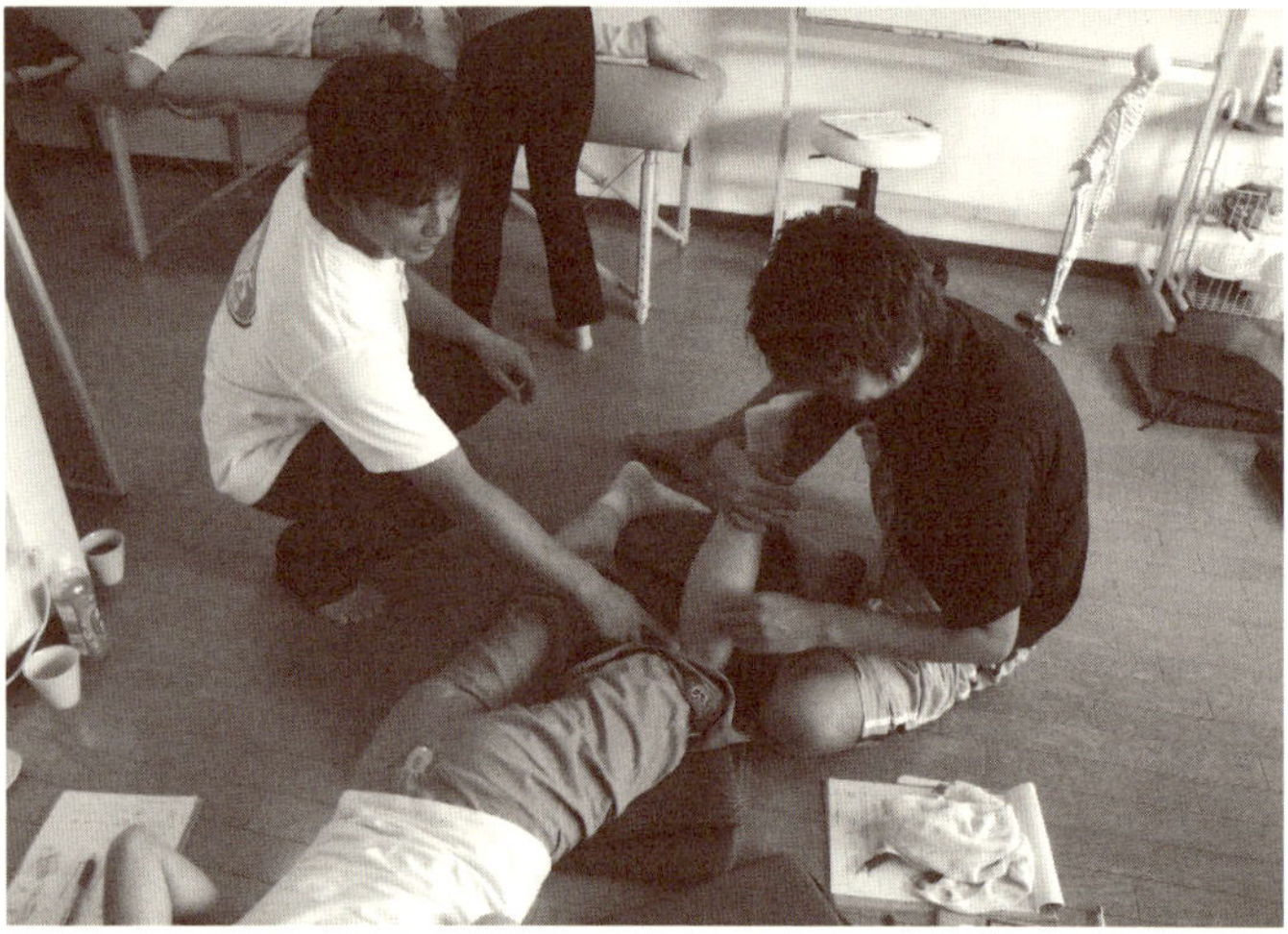

著者・野見山による「セラピスト・ヨギー向けの解剖生理学講座」は、毎月新宿にて、その他の地域も順次全国各地で行っております。

少人数制で、カラダを動かしながらのワークショップスタイルです。

文章では伝えきれないことも、カラダに触れながら学んでいきます。

「日本一わかる！　セラピストのための生理解剖学講座」

詳しい内容・スケジュールは　ウェブにてご確認下さい。
http://plaza.rakuten.co.jp/selfmedical/
→（「解剖生理」「野見山」で検索して下さい）

地方での研修やＷＳのご依頼・各種団体の講演なども承っています。
その他、ご意見ご感想など、お寄せ頂ければありがたいです。
slow-life@nifty.com

▶著者プロフィール

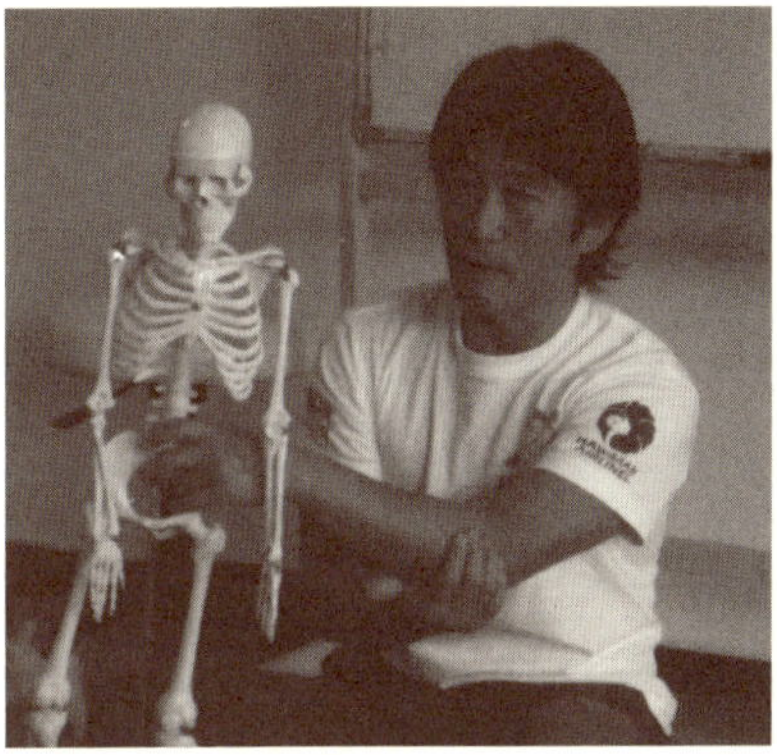

Unplug-lab Japan 代表　**野見山 文宏**

1966 年生まれ、神戸市出身。甲南大学経営学部卒。

株式会社富士銀行（現みずほ銀行）入行。1997 年度 ＴＯＰセールスに選ばれるも、病気を機に東洋医学を学ぶため鍼灸師に転身。治療と共に有機農業・地球環境・ホリスティック医学について学ぶ。

2001 年　伊豆に移住し、滞在型療養施設「やすらぎの里」にて、鍼灸治療のほか、食養生・YOGA・断食・呼吸法などを学ぶ。

現在は独立し、妻と共に、自然農の畑で野菜を自給しながら、半農半講演生活を送り、自宅でのセッションのかたわら、リトリートやＷＳを全国で開催。生理解剖学・東洋医学・タオ哲学・複雑系理論と幅広い分野から、カラダと自然の「スゴイ！」を伝える。

趣味は波乗りと、自然農の畑。

個人ブログ　　http://plaza.rakuten.co.jp/yululi/
→（「野見山文宏」で検索して下さい）

装　丁：中野岳人
本文デザイン：yuu-akatuki

感じてわかる！
セラピストのための
解剖生理
カラダの見かた、読みかた、触りかた

2010年5月10日　初版第1刷発行
2011年2月10日　第6刷発行

著　者　野見山 文宏
イラスト　野見山 雅江
発行者　東口 敏郎
発行所　株式会社ＢＡＢジャパン
〒151-0073 東京都渋谷区笹塚1-30-11 中村ビル
TEL　03-3469-0135　FAX　03-3469-0162
URL　http://www.bab.co.jp/
E-mail　shop@bab.co.jp
郵便振替 00140-7-116767
印刷・製本　図書印刷株式会社

ISBN978-4-86220-510-0 C2077

BOOK Collection

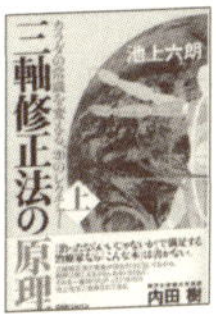

三軸修正法の原理　上巻

カラダの常識を変える20のレクチャー

20の講話が、アナタのカラダ観を変える!　11年前に発刊され、絶版となって久しく、ファンの間で幻の書として復刊を待望されてきた、池上六朗氏の処女作「カラダ・ボンボヤージ 三軸修正法の原理」の新装版。■目次：コンセプト／ポジション／三軸自在／引き合う力／エントロピー／粒子／重力／カラダの構造／コリオリカ／方位と曲げやすさ

●池上六朗 著　●四六判　●332頁　●定価1,995円（税込）

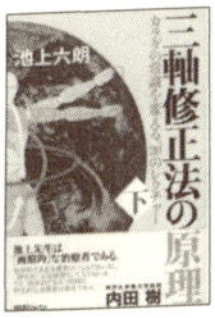

三軸修正法の原理　下巻

カラダの常識を変える20のレクチャー

11年前に発刊され、絶版となって久しく、ファンの間で幻の書として復刊を待望されてきた、池上六朗氏の処女作「カラダ・ボンボヤージ　三軸修正法の原理」の新装版。■目次：回転運動／プレセッション／軸性ベクトルの合成／ヨーイング・ローリング・ピッチング／変化する空間／エネルギー／歪み／痛み／アライメント／三軸修正法

●池上六朗 著　●四六判　●284頁　●定価1,995円（税込）

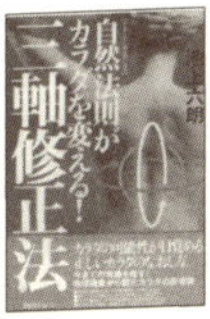

自然法則がカラダを変える!　三軸修正法

物理現象から観たカラダの新常識。三軸修正法は、自然法則からヒトのカラダの再認識を目指します。そこから生み出された科学的な治療法は、凝りや歪みを瞬時になおすことが可能です。■目次：池上先生のこと一内田樹／万有引力をカラダに活かす／プレセッションで三軸修正／コリオリの力と柔軟性／カラダの中の浮力／アライメントを直すと治る／その他

●池上六朗 著　●四六判　●288頁　●定価2,100円（税込）

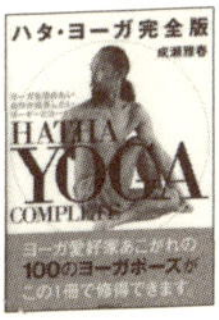

ハタヨーガ完全版

伝統ヨーガの集大成!ヨーガ愛好家 必読の一冊!!　■目次：「入門編」ハタ・ヨーガとは何か／初心者のヨーガ／準備運動／坐法／休息のアーサナ／その他　「実技編」ひねり系統の行法／反り系統の行法／バランス系統の行法／逆転系統の行法／その他の行　「行者編」心身反転の行法／宇宙根源力上昇の行法／その他／◆空中浮揚の原動力／◆空中浮揚の極意

●成瀬雅春 著　●B5判並製　●240頁　●定価2,100円（税込）

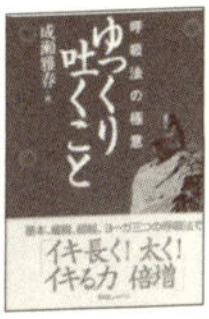

呼吸法の極意　ゆっくり吐くこと

ヨーガ界の第一人者・成瀬雅春の呼吸法を一挙公開！　人は生まれてから「吸う、吐く」を繰り返している。それを意識することは宝を手に入れたようなもの。身体は疲れにくくなり集中力が高まり活力が漲るという。本書は呼吸法のテクニックを初級・中級・上級のレベル別に。著者成瀬雅春師と女優の高樹沙耶さんの特別対談収録！

●成瀬雅春 著　●四六判　●288頁　●定価1,680円（税込）

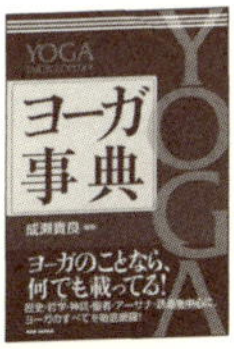

ヨーガ事典

「ヨーガのことなら何でも載ってる！」　18年の歳月をかけてまとめられた、日本初のヨーガ事典。この1冊でヨーガの歴史・神話・哲学・聖者・アーサナ・語源…etc　ヨーガのすべてを完全網羅！　ヨーガをより深く知るための座右の書。・インド発の秘蔵資料を多数掲載／実技はわかりやすいイラストでの説明付き／全語にサンスクリット語表記あり／ヨーガの教典の出典を掲載／現代用語集とヨーガ年表付き

●成瀬貴良　著　●A5判　●492頁　●定価3,990円（税込）